全国医药职业教育检验类规划教

血液学检验实验指导

(供医学检验技术及相关专业用)

主　编　黄斌伦

副主编　须　建　李克勤

编　者　(以姓氏笔画为序)

王　林(怀化医学高等专科学校)

李克勤(山东医学高等专科学校济南校区)

李瑞祥(广西卫生管理干部学院)

闫晓华(山东医学高等专科学校临沂校区)

须　建(重庆医药高等专科学校)

周益琴(金华职业技术学院附属医院)

黄斌伦(金华职业技术学院医学院)

中国医药科技出版社

医学检验技术专业实验指导丛书编写委员会

主　任　段于峰

副主任　张纪云　黄斌伦　熊金成

　　　　　李　进　甘小玲　黄泽智

秘　书　江兴林

编　者（以姓氏笔画为序）

王益明（浙江金华职业技术学院）

甘小玲（重庆医药高等专科学校）

江兴林（怀化医学高等专科学校）

李　进（广西卫生管理干部学院）

李光武（山东医学高等专科学校）

张纪云（山东医学高等专科学校）

杨元娟（重庆医药高等专科学校）

林逢春（楚雄医学高等专科学校）

段于峰（怀化医学高等专科学校）

桂　芳（怀化医学高等专科学校）

黄泽智（邵阳医学高等专科学校）

黄斌伦（浙江金华职业技术学院）

熊金成（楚雄医学高等专科学校）

编写说明

医学检验技术专业教育的目标是培养医学检验技术实用技能型人才，其核心能力是医学检验操作技能，实践教学处于主体地位。一直以来，医学检验技术专业没有公开出版独立成册的全套实验教材，实践教学未得到应有的重视。为了突出高职教育实践教学，强化专业核心能力培养，在充分酝酿和取得共识的基础上，决定以湖南省教育厅教学改革立项课题《医学检验技术专业实践教学体系的改革研究与实践》研究为契机，开发、编写医学检验技术专业核心课程实验教材。

临床检验技术发展很快，方法不断更新，仪器化程度越来越高，随着医疗体制改革的深入，基层医疗将快速发展，常规检验仪器将得到较快的普及，手工操作越来越少，工作内容和工作方式发生改变。在这种发展趋势下，高职医学检验专业如何选择教学内容，构建合适的实验、实训教材，以满足并服务于工作任务的职业教学模式的需要，是对我们高职医学检验教育工作者的挑战。正是敢于面对挑战、勇于实践的实干精神和对医学检验职业教育的热情使我们七所高职高专院校医学检验系的领导和专家于2008年12月聚拢于怀化医学高等专科学校，举行了“医学检验技术专业系列实验教材建设研讨会”，并成立了编写委员会。会上，对教材的编写进行了深入、细致和全面的讨论，确定了教材编写的基本思路、基本内容和体例格式，并确定了编写人员。

本套实验教材共7本，包括《临床基础检验学实验指导》、《血液学检验实验指导》、《生物化学检验实验指导》、《微生物学检验实验指导》、《免疫学检验实验指导》、《寄生虫学检验实验指导》、《卫生理化检验实验指导》。全套教材的基本体例为章、实验、思考题；编写的基本思路是结合国家临床检验操作规程，促进实验、实训规范化；在每一章之后附加与实验内容有关的练习题，有利于学生学习和掌握直接服务于医学检验技术的知识要点；书后增加综合性分析题，旨在促进研究性学习，达到训练和提高学生综合分析和解决问题的能力。

由于本套实验教材的使用量较小，出版发行所需成本较大，这种情况下，中国医药科技出版社倾注了极大的热情，使本套实验指导得以顺利出版，在此深表谢意。本教材在编写过程中参考了相关医学检验专业教材和《全国临床检验操作规程》，在此向相关作者表示衷心感谢。由于编写时间仓促，加之认识水平有限，本套丛书还存在诸多缺点和不足，希望广大师生多提宝贵意见，以便再版时进一步提高。

编写委员会

2009年5月

前　言

《血液学检验》是医学检验（技术）专业的必修课和主干课程之一，血液学检验技术是专业核心能力的组成部分。为了适应高职高专《血液学检验》实验教学的需要，我们在编写委员会的安排下，组织编写了《血液学检验实验指导》。

本实验指导的编写，主要是根据高职高专医学检验技术专业职业导向、能力本位的培养目标，以全国高等医学院校医学检验（技术）专业高职高专规划教材《血液学检验》为基础，依据医学检验（技术）专业专科教学大纲的要求，围绕理论教学内容，结合《全国临床检验操作规程》（第三版）并选择相关的实验，使学生通过实验课的操作训练，掌握正常血细胞形态基本特征和骨髓象检查方法及内容，熟悉常见血液病骨髓特点。本书根据常规教学进度和细胞形态认知规律，实验项目安排先易后难；主要包括正常细胞形态学观察、血细胞化学染色和贫血骨髓象检验、红细胞膜缺陷检验、红细胞酶缺陷检验、珠蛋白异常检验、免疫性溶血性疾病检验、传染性单核细胞增多症检验、白血病骨髓象检验、血管壁和血小板检验、凝血因子与抗凝物质检验、纤溶系统活性检验和综合思考题等14章共58个实验项目，带有※的实验项目，供各学校根据本地区开展的实际情况选用，最后一章综合思考题供学生课外练习之用。每项实验项目按照目的要求、实验原理、试剂与器材、实验方法、结果判断、结果记录、注意事项、临床意义、实验评价等顺序进行编写。另外，为了方便初学者观察和掌握细胞形态特点，收集了78张正常细胞和常见血液病异常细胞图片，以方便学生在观察骨髓细胞时对照学习，使细胞形态学习更加直观、形象。

《血液学检验实验指导》作为医学检验（技术）专业《血液学检验》的实训教材，既可供全国高职高专医学专科学校医学检验（技术）专业师生学习使用，也可作为临床检验工作者在临床检验实际工作中的参考书。

由于时间仓促，加之编写水平有限，书中难免有不当之处，敬请专家和读者批评指正。

编　者

2009年5月

目　录

第一章　正常血细胞形态学观察

实验一　粒细胞系、红细胞系各阶段细胞形态观察

【目的和要求】

（1）掌握粒细胞系各阶段细胞形态特点和各阶段划分的主要依据。

（2）掌握红细胞系各阶段细胞形态特点和各阶段划分的主要依据。

【实验原理】

1. 原始粒细胞特点　胞体呈圆形或卵圆形；核染色质为淡紫红色细沙状，核仁清楚，2～5个；胞质透明蓝色，无颗粒或有少量细小淡紫红色的嗜天青颗粒。主要根据细胞质中颗粒多少和大小可分为Ⅰ型原始粒细胞和Ⅱ型原始粒细胞。

2. 粒细胞系划分主要依据　原始粒细胞、早幼粒细胞划分主要根据胞质中是否有颗粒或颗粒的多少和大小（两者均有核仁，原始粒细胞染色质相对较细致）。中幼粒细胞以下各阶段划分主要根据细胞核的凹陷程度和胞质中是否存在相应的特异性颗粒。

3. 正常幼稚红细胞特点　胞质内无颗粒；细胞呈圆形；胞核呈圆形且居中，染色质与同期其他系列细胞相比较粗糙。

4. 红细胞系各阶段划分依据　主要根据细胞质的受色，从原始红细胞到晚幼红细胞，其胞质受色为：不透明深蓝色→蓝色→灰蓝、灰红→暗红、粉红。另外，组胞核变化由大到小，甚至固缩成碳核。

【试剂与仪器】

1. 试剂与仪器　香柏油、二甲苯（或乙醚）、擦镜纸、光学显微镜等。

2. 骨髓标本　大致正常骨髓象标本或溶血性贫血患者的骨髓标本。

【方法】

1. 基本步骤

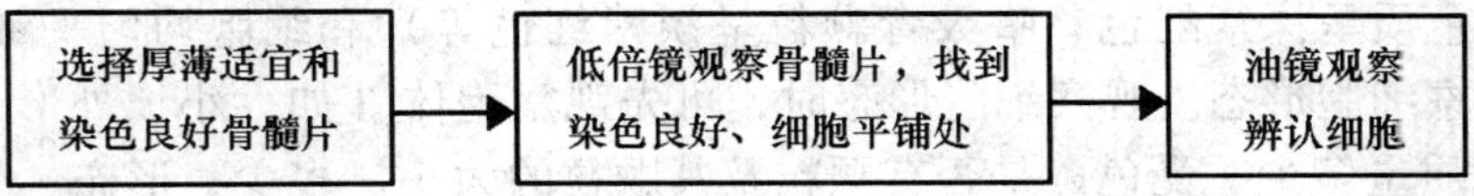

2. 操作

(1) 示教：显微镜示教粒细胞系、红细胞系各阶段正常细胞形态，或用多媒体演示各阶段细胞形态特征。

(2) 学生选择涂片、染色良好的骨髓片，先用低倍镜观察全片情况，然后选择细胞平铺分布均匀、着色良好的区域观察细胞形态。

(3) 加香柏油 1 ~ 2 滴，转换油镜观察红细胞系和粒细胞系各阶段细胞形态，具体细胞形态参见彩图 1 – 1 ~ 彩图 1 – 6。

【结果判断】

1. 粒细胞系　原始粒细胞和早幼粒细胞划分主要依据见实验一原理中叙述；中幼粒细胞及以下各阶段细胞划分根据细胞质中的特异性颗粒分为中性、嗜酸性和嗜碱性细胞三种，再根据细胞核的凹陷程度，将每一种细胞划分为中幼粒细胞（核一侧平坦，基本无凹陷）、晚幼粒细胞（核一侧明显凹陷，但凹陷程度未超过核的假想半径）、杆状核粒细胞（核的凹陷程度超过核的假想半径）、分叶核粒细胞（细胞核分叶且呈细丝相连或核凹陷的最窄处宽度小于细胞核最宽处的 1/3）等四个阶段。

2. 红细胞系　幼红细胞划分为原始红细胞、早幼红细胞、中幼红细胞和晚幼红细胞等四个阶段。红细胞系除上述特点外，原始红细胞主要特点是核染色质粗沙状，核仁 1 ~ 3 个，多数核仁着色淡且边界模糊不清；早幼红细胞主要特点是染色质粗颗粒状或小块状，核仁模糊或消失；中幼红细胞主要特点是核直径明显缩小，染色质呈紫红色块状，无核仁，胞质呈灰蓝色、灰红色；晚幼红细胞主要特点是核染色质呈大块状或紫黑色团块状（又称碳核），胞质呈淡红色或暗红色。

【结果记录】

根据观察到的粒细胞系和红细胞系各阶段细胞形态进行绘图和记录。

【注意事项】

(1) 观察细胞时，先要用低倍镜选择染色良好（如红细胞呈粉红色、中性分叶核细胞的核染色质呈深紫红色、嗜天青颗粒呈淡紫红色等）和细胞均匀平铺之处，再用油镜仔细观察细胞形态。观察细胞形态时，可先观察胞体（如大小、外形），再观察细胞质（如胞质量多少、受色、是否有颗粒及其颗粒的大小、多少、形态、受色等），最后观察细胞核（如核位置、核形、染色质粗细和受色、是否有核仁及其多少和大小等）。

（2）血细胞发育是一个连续不断的过程，当细胞介于两个阶段之间时，该细胞应划分为较成熟阶段的细胞。当细胞介于两个系列之间时，应划分到比例较高这一系列的细胞，如某细胞介于红细胞系和浆细胞系之间时，一般应划为红细胞系，但这种细胞应尽可能避免。

（3）在辨认细胞时，注意同一系列中各阶段细胞之间的比较，如核染色质的粗细、胞质中受色及颗粒特点等。要特别注意不同系列细胞之间原始细胞的鉴别。

（4）滴加香柏油不宜过多；实验结束后必须用二甲苯（或乙醚）擦干净油镜和骨髓片上的香柏油。

【参考范围】

参见“实验三 正常骨髓象分类及报告书写练习”。

【临床意义】

1. 粒细胞系增多　原粒细胞增多主要见于急性和慢性粒细胞白血病、粒-单细胞白血病、骨髓增生异常综合征等。早幼粒细胞增多主要见于急性早幼粒细胞白血病。中性中幼粒细胞及以下各阶段细胞增多主要见于慢性粒细胞白血病、细菌感染性疾病、烧伤、药物中毒等。嗜酸性细胞增多见于慢性粒细胞白血病、过敏性疾病、寄生虫病、嗜酸粒细胞白血病等。嗜碱粒细胞增多主要见于慢性粒细胞白血病、嗜碱粒细胞白血病等。

2. 粒细胞系减少　主要见于粒细胞缺乏症、再生障碍性贫血、急性造血停滞等。

3. 红细胞系增多　原始红细胞和早幼红细胞增多见于红血病、红白血病。中、晚幼红细胞增多主要见于各种增生性贫血，如缺铁性贫血、溶血性贫血、巨幼细胞性贫血、失血性贫血，真性红细胞增多症、部分红白血病、白血病化疗后恢复期等。

4. 红细胞系减少　主要见于再生障碍性贫血、纯红细胞再生障碍、各种白血病等。

【评价】

显微镜检查骨髓细胞形态和分类仍是目前血液病尤其是白血病诊断和疗效观察的重要的基本方法；但由于涂片厚薄不一、染色深浅不等或偏酸或偏碱以及不同的疾病等均可引起细胞形态出现多种多样的变化，如涂片偏厚时，细胞形态变小，不规则细胞可变为规则圆形，细胞质中原有的少量颗粒可被掩盖而看不见等。因此，观察细胞形态时，要注意与周围的细胞进行比较分析，全面仔细观察，尤其是辨认原始细胞，要结合细胞化学染色和细胞免疫学检查结果，综合判断细胞类型，以减少差错；红细胞系和粒细胞系各阶段细胞比例在正常骨髓涂片中占70%左右，所以熟练掌握其细胞形态特点是骨髓细胞形态学检查的重要基本技能之一。

实验二　巨核细胞系、淋巴细胞系、单核细胞系、浆细胞系各阶段细胞形态以及非造血细胞形态辨认观察

【目的和要求】

（1）掌握巨核细胞系、淋巴细胞系、单核细胞系、浆细胞系各阶段细胞形态特点及划分要点。

（2）熟悉常见非造血细胞形态特点。

【实验原理】

1. 巨核细胞系　胞体各阶段细胞外形不规则，可呈伪足状或破布样突起，比其他同期细胞要大；核形常不规则，如折叠、凹陷，排列拥挤，染色质比同期其他细胞粗糙，如粗网状、条索状等；胞质受色常不均匀，有时可见血小板或（及）嗜天青颗粒。

2. 淋巴细胞系　胞体和核形呈圆形或类圆形，较规则、整齐；核膜清楚，染色质颗粒状均匀排列，厚实感，原始大淋巴细胞核仁清楚，而原始小淋巴细胞核仁常不清楚；胞质量较少，呈透明蓝色，除原始淋巴细胞外可见紫红色的嗜天青颗粒。

3. 单核细胞系　胞体大而不够规则；核常偏位，核形不规则，如折叠、扭曲、呈起伏不平感，染色质纤细网状，淡紫红色，原始单核细胞核仁常大而明显；胞质量较丰富，灰蓝色，有时胞质边缘着色相对较深。

4. 浆细胞系　胞体呈长椭圆形、椭圆形；核偏位，核轴与细胞轴垂直，原始浆细胞到成熟浆细胞染色质由粗网状→粗块状→龟背状、车辐状。胞质常混浊泡沫感，不透明灰蓝色，核旁一侧淡染区明显。

【试剂与仪器】

1. 试剂与仪器　香柏油、二甲苯（或乙醚）、擦镜纸、光学显微镜等。

2. 骨髓标本　大致正常骨髓象、ITP、ALL－L_2型、ANLL－M_5型、多发性骨髓瘤及再生障碍性贫血患者的骨髓标本等。

【方法】

1. 基本步骤

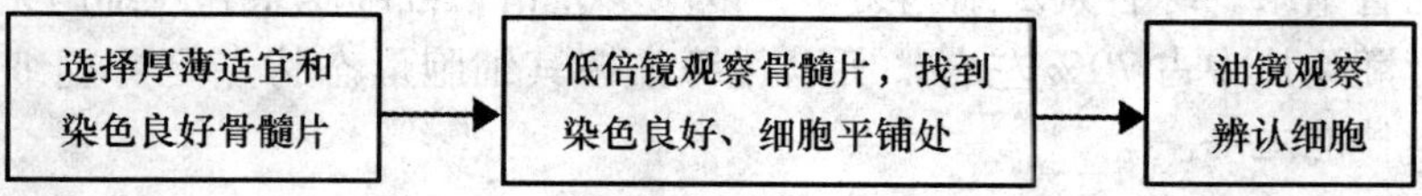

2. 操作

（1）示教：用显微镜示教巨核细胞系、淋巴细胞系、单核细胞系、浆细胞系各阶段

正常细胞形态和常见非造血细胞形态，或用多媒体演示各阶段细胞形态特征。

（2）学生选择涂片、染色良好的骨髓片，先用低倍镜观察全片情况，选择细胞分布均匀平铺、着色良好的区域。

（3）在骨髓片上，加香柏油 1 ~ 2 滴，转换油镜观察巨核细胞系、淋巴细胞系、单核细胞系、浆细胞系各阶段细胞形态和非造血细胞形态。具体参见彩图 1 – 7 ~ 彩图 1 – 21。

【结果判断】

1. 巨核细胞系、淋巴细胞系、单核细胞系、浆细胞系共同点　原始细胞阶段有核仁且清楚，染色质细致；幼稚阶段核仁模糊，染色质比原始阶段粗糙而且着色也较深，胞质中可出现嗜天青颗粒。成熟阶段细胞核仁消失，染色质粗粒状或成块状（除单核细胞外）。

2. 巨核细胞特点　从原始到成熟，其胞体和胞核从小到大，不同于其他细胞的变化规律；颗粒型巨核细胞的胞质中有大量的嗜天青颗粒；产血小板型巨核细胞的胞质中必须有 3 个及以上血小板产生才能确认，并注意同黏附在巨核细胞旁边的血小板区别，黏附的血小板着色与巨核细胞核的颜色明显不同，可资鉴别。

3. 注意区别破骨细胞与巨核细胞　破骨细胞常多个核，每个核的大小、形态、着色、结构等较一致，核与核之间无细丝相连；而巨核细胞的核常大小、形态不等，且有细丝相连。

【结果记录】

根据观察到的巨核细胞系、淋巴细胞系、单核细胞系、浆细胞系各阶段细胞形态和非造血细胞形态进行记录和绘图。

【注意事项】

（1）T 细胞性白血病时原始淋巴细胞、幼稚淋巴细胞的胞核可有明显扭曲、折叠、分叶、花瓣状等畸形，但染色质呈粗颗粒状且排列均匀，具有淋巴细胞的特点，要注意同单核细胞区别。

（2）注意区别成熟单核细胞与中性中幼粒细胞：中性中幼粒细胞的胞体较规则，核膜明显，染色质粗糙呈块状；胞质透明感，淡红色，含细小淡红色的中性颗粒。而单核细胞胞体常不规则，核常偏位，染色质细致疏松呈淡紫红色，核膜不明显；胞质呈毛玻璃样半透明灰蓝色，有时边缘着色较深，含有细小的淡紫红色嗜天青颗粒。

（3）注意成熟浆细胞与淋巴细胞、晚幼红细胞的区别。

（4）单核细胞系、浆细胞系和淋巴细胞系各阶段细胞的鉴别，主要从染色质粗细、有无核仁等方面综合分析，以资鉴别。

【参考范围】

参见“实验三 正常骨髓象分类及报告书写练习”。

【临床意义】

（1）巨核细胞系中的原始巨核细胞增多主要在巨核细胞白血病、全髓白血病中。

（2）单核细胞系和淋巴细胞系中的原始、幼稚阶段细胞主要出现在急性白血病中，正常骨髓象中少见；辨认有困难时，要结合 POX、SB、AS－D－CE 和 PAS 染色加以鉴别，必要时检测细胞免疫学标记来确认。

（3）浆细胞系的原始、幼稚阶段细胞主要出现在多发性骨髓瘤和浆细胞白血病中。

（4）非造血细胞除组织细胞外，主要在再生障碍性贫血患者骨髓中易见，其次是一些少见特殊类型白血病骨髓象中。

【评价】

（1）原始巨核细胞形态不易辨认，注意同原始红细胞、淋巴细胞样组织细胞鉴别，需要通过检测 CD41、CD42 等免疫标记来确认。

（2）单核细胞系和淋巴细胞系的原始、幼稚阶段细胞出现在相应的白血病中，细胞典型时辨认较容易，但有时较困难，需要结合细胞化学染色加以鉴别，必要时通过检测细胞免疫学标记来确认。

（3）浆细胞系各阶段细胞形态特点明显，相对容易辨认，但初学者要注意幼稚浆细胞与成骨细胞的区别。

实验三 正常骨髓象分类及报告书写练习

【目的和要求】

（1）掌握骨髓象检查的方法和内容。

（2）掌握正常人骨髓象特点。

（3）学会骨髓检验报告单的书写，明确报告的内容。

【实验原理】

根据骨髓象检查内容要求，先用低倍镜观察骨髓标本取材、涂片和染色情况，有核细胞增生程度、有无异常大细胞、巨核细胞数量并结合油镜判断其功能等；然后用油镜在细胞平铺处仔细观察细胞形态变化，并分类 200～400 个有核细胞，计算出各种有核细胞的百分率和粒/红比值。

【试剂与仪器】

（1）香柏油、二甲苯（或乙醚）、擦镜纸、光学显微镜等。

（2）大致正常骨髓标本。

【方法】

1. 基本步骤

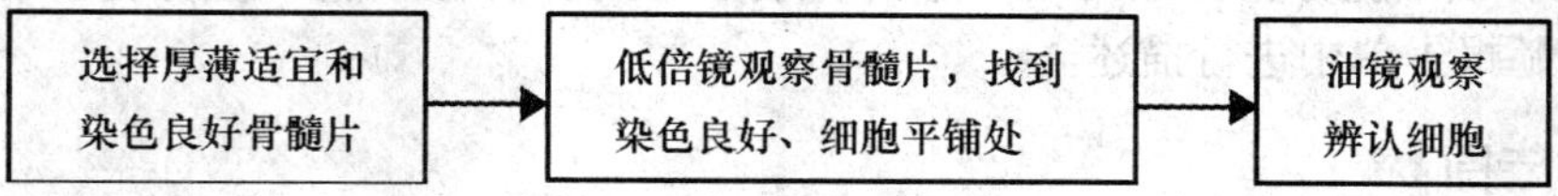

2. 操作

（1）选择涂片、染色良好的骨髓片，先用低倍镜观察全片情况，并作出以下内容判断。

①骨髓取材、涂片、染色情况：根据骨髓小粒和脂肪滴多少、涂片厚薄、染色好坏等判断。

②判断增生程度：根据有核细胞与成熟红细胞比例，一般按五级法判断增生程度。增生程度判断见彩图 1－22～彩图 1－26。

③巨核细胞计数和分类：用低倍镜计数全片巨核细胞数量，同时用油镜分类 50 或 100 个巨核细胞，并判断巨核细胞产血小板的功能。

④观察有无体积较大或成堆分布的异常细胞，特别注意观察涂片的两头和两边。

⑤低倍镜找到骨髓小粒，用油镜观察其细胞成分，有利于判断骨髓增生情况。

（2）选择细胞分布均匀平铺、着色良好的区域，用油镜分类 200 个及以上有核细胞，并注意观察细胞形态、结构是否异常。

（3）注意观察血小板、成熟红细胞形态是否异常，血细胞内是否有寄生虫等内容。

【结果判断】

（1）骨髓小粒丰富、脂肪滴较多，涂片体、尾部细胞形态清楚，红细胞呈粉红色，中性粒细胞核呈深紫红色，则取材、涂片、染色质量好。

（2）若产血小板巨核细胞比例占 20% 以上，且每个巨核细胞产血小板的数量多，说明巨核细胞产血小板功能良好。

（3）计算各系、各阶段细胞所占的百分率和粒/红比值。

【结果记录】

在有核细胞分类时，建议各阶段细胞用“正号（+）”登记分类。

【注意事项】

（1）在细胞分类计数时，一定要选择细胞形态清楚、着色良好的区域进行分类。

（2）当有核细胞增生程度介于两者之间时，往增生高的阶段判断，其主要原因在骨髓穿刺时，有核细胞只会稀释不会浓缩。当细胞介于两个阶段之间时，则划分为成熟阶段细胞；当细胞形态不典型、介于两个系列之间时，则划分为高比例系列的细胞。

（3）巨核细胞应单独分类，巨核细胞各阶段细胞比例也单独计算。

（4）在有核细胞分类计数时，细胞的分裂象、退化变性细胞不做分类，但数量较多时，可在骨髓报告单中进行描述。

【参考范围】

（1）有核细胞增生活跃，粒/红比值为（2～4）：1；各系、各阶段细胞形态无异常，未出现异常的大细胞和血液寄生虫。

（2）各系、各阶段细胞正常比例情况见表1－1。

表1－1 正常骨髓象各系、各阶段细胞比例

细胞名称	约值（%）	备注
粒细胞系		占50%～60%
原始粒细胞	<2	
早幼粒细胞	<4（5）	
粒细胞系		
中性粒细胞		
中幼粒细胞	<8	
晚幼粒细胞	<10	
杆状核粒细胞	<20	
分叶核粒细胞	<12	
嗜酸粒细胞	<5	
嗜碱粒细胞	<1	
红细胞系		占20%左右
原始红细胞	<1	
早幼红细胞	<2	
中幼红细胞	10	
晚幼红细胞	10	
成熟淋巴细胞	20	小儿可占40%
成熟单核细胞	<5	
成熟浆细胞	<2	
其他细胞	<1	
巨核细胞	7～35/片	产血小板功能良好

【临床意义】

（1）各系原始细胞和幼稚细胞明显增多，大多数见于恶性血液病，如各种白血病。

（2）有核细胞减少，排除骨髓稀释外，多数见于骨髓造血功能低下，如再生障碍性贫血、粒细胞缺乏症等疾病。

【评价】

掌握骨髓象形态学检查的方法和内容以及掌握正常骨髓象特点是进行骨髓检查最基本的技能之一。只有熟练掌握这些基本技能，才能对异常骨髓象进行检查和诊断，同时对异常大细胞也不易发生漏检和差错。

【思考题】

1. 血细胞从原始到成熟形态演变的规律是怎样的？

2. 简述原始粒细胞、原始单核细胞、原始淋巴细胞之间细胞形态和细胞化学染色结果的鉴别。

3. 简述骨髓象检查的基本步骤和检查内容。

（金华职业技术学院医学院　黄斌伦）

第二章 血细胞化学染色

细胞化学染色是在细胞形态学和生物化学基础上发展起来的，对血细胞内各种化学成分、代谢产物做定位、定性、半定量或定量观察的诊断方法。临床上应用的主要目的是：①利用不同系列细胞所含的化学物质成分、分布及含量各有不同的特点，得到不同的化学染色结果，从而推断所属的细胞系列，尤其是对原始细胞鉴别意义较大，常用于明确或辅助判断急性白血病的细胞类型；②血细胞在病理情况下，其所含的化学物质成分及含量会发生变化，常用于某些疾病的诊断和鉴别诊断。

不同细胞化学染色，染色步骤不同，但基本步骤为：①固定（保持细胞结构及化学成分的不变）；②显示（使被测定的化学物质形成有色沉淀）；③复染（使细胞结构能显示出来便于观察）。复染后，首先要通过光学显微镜观察染色是否成功，然后观察染色结果并报告。结果报告一般包括阳性率、积分或阳性的性状及分布情况等。细胞化学染色的种类很多，本教材选用了临床上常用的部分化学染色，如过氧化物酶染色、苏丹黑染色、酯酶染色、过碘酸－雪夫反应、酸性磷酸酶染色、铁染色、中性粒细胞碱性磷酸酶染色等进行练习。要求熟悉以上各种染色的原理、方法和临床应用。

实验四 过氧化物酶染色

（一）四甲基联苯胺法

【实验原理】

粒细胞和单核细胞的胞质中含有过氧化物酶（POX），能催化过氧化氢释放出新生态氧，氧化无色的受体四甲基联苯胺（TMB），使其生成蓝色的四甲基联苯胺蓝，后者再与亚硝基铁氰化钠结合，形成稳定的蓝色颗粒，定位于细胞质中酶所在部位（图2－1）。

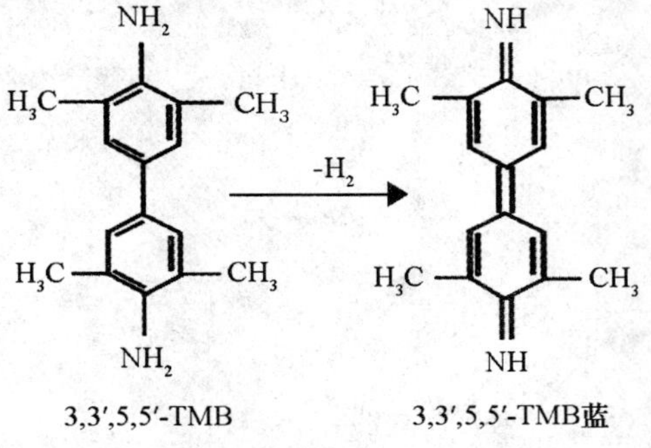

图2－1 四甲基联苯胺显色过程

【试剂与仪器】

1. 试剂

（1）4.16mmol/L TMB 液

3，5，3′，5′-TMB	0.1g
88%乙醇	100ml

溶解后置棕色瓶内，冰箱中保存。

（2）亚硝基铁氰化钠饱和液：在少量蒸馏水中，加入亚硝基铁氰化钠晶体，不断搅拌至不再溶解为止，置棕色瓶内，冰箱中保存。

（3）稀过氧化氢液（用前配制）

30g/L 过氧化氢	1ml
蒸馏水	29ml

（4）瑞特染液。

2. 仪器　显微镜、中号试管、刻度吸管等。

【方法】

1. 基本步骤

新鲜血片或骨髓片 → 加混合液 0.5ml → 固定 1min → 加稀 H_2O_2 0.7ml → 混合染色 6min → 流水冲洗 → 瑞特复染 → 镜检

2. 操作

（1）临用时取 4.16mmol/L TMB 乙醇液 1ml 加亚硝基铁氰化钠饱和液 10μl，使之成淡棕黄色液体（此液不耐贮存）。

（2）在新鲜干燥的血片或骨髓片上，加上述混合液 0.5ml，使其盖满膜面，固定 1min，再加稀过氧化氢液 0.7ml，混合染色 6min。

（3）流水洗去染液，再用瑞特染液复染 10~15min，洗去染液，干后油镜检查。

（4）观察 100 个白血病细胞的染色结果，得出阳性率和阳性指数，或报告各种阳性（+）细胞的百分比。如观察 100 个白血病细胞，其阳性的细胞有 25 个，其中“+”细胞有 15 个，“2+”细胞有 10 个，那么结果报告形式为：①POX 染色阳性率 25%，阳性指数为 35；②POX 染色阳性率：25%，其中“+”占 15%，“2+”占 10%。

【结果判断】

阳性：胞质中含蓝绿色颗粒（瑞特染液复染者呈蓝黑色），强阳性者色深，颗粒粗大紧密；弱阳性者呈少量稀疏细小的蓝色颗粒。

阴性：无蓝色颗粒。

各系细胞 POX 染色形态请参见彩图 2-1。

【注意事项】

（1）血或骨髓涂片应为新鲜制备，以保证酶的活性。涂片要薄厚适宜。

（2）用85% ~88%的乙醇配制 TMB 溶液，染色效果较好。如乙醇浓度过高，会导致细胞表面蛋白质很快凝固，妨碍试剂渗入，影响染色效果。

（3）于微偏酸环境中蓝色较为稳定，故染色液 pH 在 5.5 为宜。

（4）不要随意改变过氧化氢液浓度与加入量，过氧化氢液过浓、过多会抑制酶的作用，使涂片内中性粒细胞中不见阳性颗粒，红细胞染棕色或绿色。

（5）注意过氧化氢的质量，取过氧化氢液滴加于血膜上，若不产生气泡，说明已失效。过氧化氢失效则染色呈假阴性反应。

（二）改良 Pereira 碘化钾法

【实验原理】

细胞中的过氧化物酶分解过氧化氢，产生新生态氧，碘化钾在新生态氧的氧化作用下生成碘，碘与煌焦油蓝形成蓝绿色复合物，定位于胞质中。

【试剂与仪器】

1. 试剂

（1）固定液：10%甲醛－乙醇固定剂

400g/L 甲醛	100ml
无水乙醇	900ml

（2）pH 5.5 磷酸盐碘化钾缓冲液

碘化钾	100mg
0.067mol/L pH 5.5 磷酸盐缓冲液	100ml

（3）10g/L 煌焦油蓝水溶液

煌焦油蓝	0.25g
蒸馏水	25ml

（4）过氧化氢液

30g/L 过氧化氢	0.1ml
蒸馏水	9.9ml

（5）染色应用液：临用时取 pH 5.5 磷酸盐碘化钾缓冲液 5ml，加煌焦油蓝水溶液 2 ~5滴和过氧化氢液 1 ~3 滴，混匀后4h 内用完。

2. 仪器　同“（一）四甲基联苯胺法”。

【方法】

1. 基本步骤

新鲜血片或骨髓片 ⟶ 固定 30 ~ 60s ⟶ 流水冲洗 ⟶ 加染色应用液染色 2 ~ 5min ⟶ 晾干 ⟶ 镜检

2. 操作

（1）新鲜血片或骨髓片置于固定液中固定 30 ~ 60s。

（2）流水冲洗 10 ~ 15s，晾干。

（3）加染色应用液盖满片膜，染色 2 ~ 5min，弃去染液，晾干。

（4）油镜下观察 100 个白血病细胞的染色结果，得出阳性率和阳性指数。

【结果判断】

过氧化物酶染色阳性产物呈蓝绿色颗粒，分布在细胞质内或盖在核上。未出现者为阴性反应。成熟红细胞染均匀淡绿色，有核细胞的核染紫红色，胞质一般为淡紫灰色，各系细胞核质受色不一样，易于区分。

【结果记录】

请根据涂片镜下结果，绘出不同阳性程度的细胞，计算阳性率及阳性指数。

【参考范围】

1. 粒细胞系　分化差的原始粒细胞为阴性，分化好的原始粒细胞至中性成熟粒细胞均呈阳性；且随着细胞的成熟，阳性反应的程度逐渐增强。中性分叶核粒细胞为强阳性反应，但衰老的粒细胞阳性程度减弱甚至呈阴性；嗜酸粒细胞阳性最强，其阳性颗粒粗大、有折光性；嗜碱粒细胞为阴性。

2. 单核细胞系　除早期原始阶段呈阴性反应外，其他阶段多呈弱阳性反应，阳性颗粒少而细小，散在分布，部分细胞可呈阴性反应。

3. 某些网状细胞及吞噬细胞　可呈不同程度的过氧化物酶阳性反应。

4. 其他血细胞过氧化物酶染色　皆为阴性。

【临床意义】

1. 帮助鉴别急性白血病的类型

（1）由于 POX 在淋巴细胞系的细胞中不显示，而在粒细胞系和单核细胞系的细胞中显示，可用于区分急性淋巴细胞白血病（ALL）和急性髓细胞白血病（AML）。在急性粒细胞白血病时其细胞多呈阳性反应。阳性颗粒一般较多、较粗大，常呈局限性分布，但阴性时也不能排除本病；急性淋巴细胞白血病时呈阴性反应，FAB 分型规定原始和幼稚细胞阳性率 <3%，此系残留的原始粒细胞；急性单核细胞白血病时，少数可呈弱阳性反应，阳性颗粒少而细小，常弥散分布。

（2）小型原始粒细胞和原始淋巴细胞不易区别，如果小型原始细胞呈过氧化物酶阳性反应，可确定为小型原始粒细胞。

（3）急性早幼粒细胞白血病有时需要与急性单核细胞白血病鉴别，如果白血病细胞呈过氧化物酶强阳性反应，应确定为急性早幼粒细胞白血病。

（4）急性单核细胞白血病有时需要与组织细胞白血病和恶性组织细胞病相鉴别，异常组织细胞的过氧化物酶呈阴性反应，而白血病性幼稚单核细胞和成熟单核细胞呈弱阳性反应。

2. 成熟中性粒细胞过氧化物酶活性的变化

（1）活性增高：可见于再生障碍性贫血、感染（特别是化脓性细菌感染）、急性淋巴细胞白血病和慢性淋巴细胞白血病。

（2）活性减低：可见于急性粒细胞白血病、慢性粒细胞白血病、急性单核细胞白血病、骨髓增生异常综合征、放射病及退化性中性粒细胞。

【评价】

（1）POX 染色主要用于鉴别急性白血病类型，但在观察 POX 染色结果前，首先要注意观察成熟粒细胞是否呈强阳性，以判断染色是否成功。因原始细胞多表现为阴性反应，故本法对白血病的分型有一定的局限性，特别是对某些分化较差的白血病，可能失去鉴别意义。

（2）四甲基联苯胺法操作简单，染色较好，试剂无致癌作用，但对染液的 pH 要求较高，如过低（pH<5.0）会出现假阳性结果；改良 Pereira 碘化钾法反应结果蓝绿色颗粒更为鲜艳，Auer 小体染成鲜艳的蓝绿色棒状，易于识别。但此种染色后的涂片再做瑞特染色复染时，阳性颗粒常溶脱，故不宜进行复染。

（3）POX 染色是急性白血病形态学分型中最重要、首选的常规细胞化学染色，POX 染色主要是观察白血病细胞的染色结果，不同的亚型白血病所观察的细胞对象也不同，如 ALL 是观察原始幼稚淋巴细胞、M_5 型是观察原始幼稚单核细胞、M_1 型是观察原始粒细胞、M_3 型是观察异常早幼粒细胞等。观察 POX 染色的关键是如何辨认哪种细胞是白血病细胞，但由于 POX 染色片子中的细胞结构不如瑞特染色下清楚，而且阳性细胞中已有阳性颗粒的覆盖，在一定程度上干扰了白血病细胞的辨认，所以其 POX 阳性率高低与实际真值之间会有一定的误差（片中细胞种类越多误差就越大）。同时，由于存在着杂质的沉淀，会出现假阳性（此时往往其他细胞和背景上也有阳性颗粒）；试剂失效，可导致假阴性（如果涂片中的中性成熟粒细胞呈强阳性，可排除试剂失效）。所以观察结果时，可通过相应的方法排除这些因素的影响，使 POX 的结果变得可靠。

（4）由于 POX 染色的敏感性明显低于流式细胞术对 MPO 测定，所以 POX 染色阴性的患者并不等于白血病细胞中不存在此酶，需用流式细胞术进行确认。

实验五　苏丹黑B（SB）染色

【实验原理】

苏丹黑B（Sudan black B，SB）是一种脂溶性重氮染料，能溶解于细胞内的含脂结构（如中性脂肪、磷脂、糖脂和类固醇）中，而使脂类物质显示出来，呈棕黑色或深黑色。

【试剂与仪器】

1. 试剂

（1）固定液：10%甲醛－生理盐水。

（2）缓冲液

A液：取酚16g溶于无水乙醇30ml中。

B液：0.3g磷酸氢二钠（$Na_2HPO_4 \cdot 12H_2O$）溶于100ml蒸馏水。

将A液与B液分别溶解后混匀。

（3）苏丹黑B贮备液

苏丹黑B	0.3g
无水乙醇	100ml

在室温中经常搅拌，数天后使其完全溶解。

（4）苏丹黑B染色液：苏丹黑B贮存液与缓冲液3:2混合，过滤后备用，配制后可使用1周。

（5）70%乙醇。

（6）瑞特染液。

2. 仪器　显微镜、中号试管、刻度吸管等。

【方法】

1. 基本步骤

新鲜血片或骨髓片 → 固定10min → 水洗 → 苏丹黑B染色30～60min → 70%乙醇冲洗 → 瑞特复染 → 镜检

2. 操作

（1）干燥涂片用10%甲醛－生理盐水固定10min，水洗3～5min（本步骤可省略）。

（2）置苏丹黑B染色液中37℃染色30～60min。

（3）用70%乙醇洗1～2min，除去过剩染液，然后水洗1min。

（4）待干后，用瑞特染色液复染20～30min。

（5）水洗，待干，镜检。

（6）观察100个白血病细胞的染色结果，得出阳性率和阳性指数。

【结果判断】

阳性反应呈棕黑或深黑色颗粒，定位于胞质中。

1. 粒细胞系　原始粒细胞一般为阴性反应，有的可出现少量阳性颗粒，早幼粒细胞以后，随着细胞的发育成熟阳性反应逐渐增强，颗粒增多、变粗；嗜酸粒细胞阳性颗粒粗大，着色深；嗜碱粒细胞呈阴性或阳性反应，阳性颗粒大小不一（彩图2-2a）。

2. 单核细胞系　原始单核细胞一般为阴性反应，幼稚单核细胞和单核细胞呈弱阳性反应，颗粒细小呈弥散分布（彩图2-2b）。

3. 其他细胞　淋巴细胞、幼稚红细胞、巨核细胞和血小板均呈阴性反应，网状细胞、巨噬细胞可呈阳性反应。

【结果记录】

请根据自己涂片镜下结果绘出不同阳性程度的细胞，计算阳性率及阳性指数。

【注意事项】

（1）苏丹黑B贮存液可用1~2个月，如发生沉淀或蓝色变为褐色，则不宜再使用。

（2）本法可省略固定，涂片直接浸入SB染色液中，染色效果好。

（3）已固定的旧标本做SB染色，其阳性程度比POX染色明显。

（4）室温较低时，染色时间需延长，提高染色温度可缩短时间。

【临床意义】

SB染色一般与POX染色结果相同，二者临床意义相似，它有助于鉴别急性白血病类型。急性粒细胞白血病时白血病细胞可呈阳性反应，以M_2型反应最强；急性淋巴细胞白血病时白血病细胞呈阴性反应；急性单核细胞白血病时白血病细胞呈阴性反应或弱阳性反应。

【评价】

POX染色要求涂片新鲜，保持酶活性，才能得出正确结果；而SB染色则无此要求，可用陈旧的涂片。也有人认为在急性粒细胞白血病M_1型，SB染色较POX染色敏感，但特异性不如POX染色（极少数急性淋巴细胞白血病时白血病细胞可为阳性）。所以临床上常首选POX染色，当POX染色阴性者可再加做SB染色。

实验六 氯乙酸萘酚酯酶染色

酯酶是一类作用于短链脂肪酯的酶，根据 pH 不同分为酸性、中性和碱性酯酶；根据酯酶特异性高低分为非特异性酯酶和特异性酯酶，前者包括 α - 乙酸萘酚酯酶染色、乙酸 AS - 萘酚酯酶染色、α - 丁酸萘酚酯酶染色、酸性磷酸酶染色等，后者指氯乙酸 AS - D 萘酚酯酶染色（naphythol AS - D chloroacetale esterase，NAS - DCE）。NAS - DCE 几乎仅出现在粒细胞，其特异性高，因此又称为“粒细胞酯酶”。特异性酯酶染色通常采用氯乙酸萘酯 AS - D 作底物，但染色的方法有多种，现介绍 Moloney 法。

【实验原理】

氯乙酸 AS - D 萘酚酯酶水解氯乙酸萘酯 AS - D，产生萘酚 AS - D，萘酚 AS - D 再与稳定的重氮盐（常用坚牢紫酱 GBC）偶联，生成不溶性红色沉淀，定位于组胞质内酶所在部位中。化学反应过程见图 2 - 2。

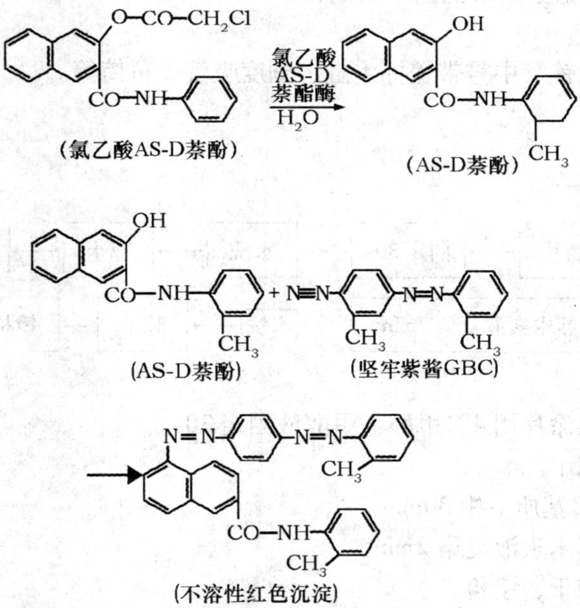

图 2 - 2 氯乙酸萘酚酯酶染色化学反应过程

【试剂和仪器】

1. 试剂

（1）固定液：400g/L 甲醛 1 份与甲醇 9 份混合（4℃冰箱保存）。

（2）Veronal 乙酸缓冲液

甲液：

乙酸钠（含 $3H_2O$）	1.94g
巴比妥钠	2.94g
蒸馏水	加至 100ml

乙液（0.1mol/L 盐酸）：

盐酸（比重 1.19）	0.85ml
蒸馏水	加至 100ml

取甲液 50ml、乙液 45ml，再加蒸馏水 135ml，用 1mol/L 盐酸调整 pH 7.5～7.6。

（3）基质液

氯乙酸萘酯 AS－D	10mg
丙酮	0.5ml
蒸馏水	5.0ml（使溶解）
Veronal 乙酸缓冲液（pH 7.5～7.6）	5.0ml
坚牢紫酱 GBC 盐	10mg

混匀，不必过滤立即染色，1 次用完。

（4）苏木素液。

2. 仪器　显微镜、中号带盖标本缸、刻度吸管、量筒等。

【方法】

1. 基本步骤

新鲜血片或骨髓片 → 固定 30s → 水洗 → 晾干 → 37℃基质液中 30min → 水洗 → 苏木素液复染 2min → 水洗 → 晾干 → 镜检

2. 操作

（1）新鲜干燥涂片用 4℃甲醛－甲醇液固定 30s。

（2）水洗，晾干。

（3）放入 37℃基质液中 30min。

（4）水洗，苏木素液复染 2min。

（5）水洗，晾干，镜检。

（6）至少要观察 100 个白血病细胞的染色结果，得出阳性率和阳性指数，或报告各种阳性细胞的百分比。

【结果】

阳性反应为出现红宝石样颗粒定位于细胞的胞质中，请参见彩图 2－3。

【结果记录】

请根据涂片镜下结果，绘出不同阳性细胞。

【注意事项】

（1）一般用新鲜的骨髓涂片做 NAS-DCE 染色。如外周血中白血病细胞多而骨髓涂片不够的情况下，可选择新鲜的血涂片来做。为了保证酶的活性，涂片一般应在固定后 1 周内完成染色。

（2）染色温度以 38～39℃为宜，此时酶反应强而无明显扩散。此酶不受氟化钠抑制。萘酚和坚牢紫酱 GBC 较低温时易溶解。

【临床意义】

本试验主要用于辅助鉴别急性白血病的细胞类型。

1. 急性粒细胞白血病　M_1 型中的原粒细胞部分呈阳性或均阴性，M_{2a} 型中的原粒细胞部分呈阳性，M_{2b} 型中的异常中幼粒细胞呈强阳性。

2. 急性早幼粒细胞白血病　异常早幼粒细胞呈强阳性。

3. 急性单核细胞白血病　仅个别原始单检细胞（简称：原单）、幼稚单核（简称：幼单）细胞呈弱阳性。

4. 急性粒-单核细胞白血病　原始粒细胞、早幼粒细胞呈阳性，原始单核细胞、幼稚单核细胞呈阴性。

5. 急性淋巴细胞白血病和急性巨核细胞白血病　其白血病细胞均呈阴性。

【评价】

氯乙酸萘酚酯酶染色显示的是粒细胞系特异性酯酶的存在，主要用于辅助鉴别急性白血病的细胞类型，可作为急性白血病的常规细胞化学染色之一。但由于部分分化差的原始粒细胞亦可呈阴性反应，所以染色结果为阴性者不能完全排除急性粒细胞白血病的可能性。

实验七　α-丁酸萘酚酯酶染色※

非特异性酯酶又称单核细胞酯酶，主要存在于单核细胞中，其阳性产物能被氟化钠抑制，而其他细胞系列的阳性产物不能被氟化钠抑制。

【实验原理】

血细胞内的α-丁酸萘酚酯酶（α-naphthol butyrate esterase，α-NBE）在碱性的条件下水解基质液中的α-丁酸萘酚，产生α-萘酚，后者与基质液中的重氮盐偶联形成不溶性的有色沉淀，定位于细胞质内酶所在的部位。本试验常用的重氮盐为坚牢紫酱 GBC，形成的有色沉淀为红色。化学反应过程见图 2-3。

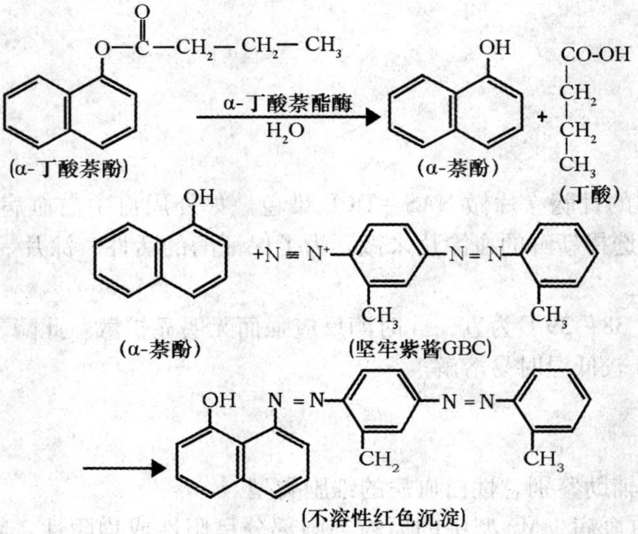

图 2-3　α-丁酸萘酚酯酶染色的化学反应过程

【试剂和仪器】

1. 试剂

（1）固定液：10% 甲醛-甲醇固定剂（400g/L 甲醛 1 份与甲醇 9 份混合，4℃冰箱保存）。

（2）作用液：将α-丁酸萘酚 0.01ml 溶于 0.5ml 丙酮，再与 0.1mol/L 磷酸缓冲液（pH 8.0）10ml 和重氮盐（坚牢紫酱 GBC）15mg 混匀，过滤后立即使用。

（3）10g/L 甲基绿水溶液。

2. 仪器　显微镜、刻度吸管、量筒、冲洗瓶等。

【方法】

1. 基本步骤

新鲜血片或骨髓片 → 低温固定 30s → 水洗、干燥 → 37℃作用液 1h → 流水冲洗、干燥 → 甲基绿复染 → 流水冲洗、干燥 → 镜检

2. 操作

(1) 新鲜干燥涂片用4℃10%甲醛-甲醇液固定30s，水洗，待干。

(2) 置于作用液（37℃）作用1h，水洗，待干。

(3) 甲基绿复染2min，水洗，待干，镜检。

氟化钠（NaF）抑制试验：可对阳性结果做进一步的区分。在40ml基质液中加入氟化钠（NaF）60mg（每毫升基质液加NaF 1.5mg），按上述方法染色，若阳性明显减弱或呈阴性，示被NaF抑制。可以用公式计算NaF抑制率，其公式为：

$$\text{NaF 抑制率} = \frac{\text{未加 NaF 时 NBE 积分值} - \text{加 NaF 后 NBE 积分值}}{\text{未加 NaF 时 NBE 积分值}} \times 100\%$$

凡抑制率>50%者，提示确受NaF所抑制。

积分标准：

-：胞质无红色颗粒，记0分。

+：胞质中含浅红色、极少红色沉淀，记1分。

2+：胞质中含红色片状沉淀，占胞质1/2，记2分。

3+：胞质中充满红色沉淀或弥散红色，记3分。

4+：胞质中充满较深红色沉淀或充满弥散红色颗粒，记4分。

例如：观察某病人100个细胞，“+”者10个、“2+”者20个、“3+”者2个、“4+”者1个。其积分值结果见表2-1。

表2-1 某病人100个细胞的积分值结果

类别	比例	积分
1分	10%	1×10=10
2分	20%	2×20=40
3分	2%	3×2=6
4分	1%	4×1=4
合计	60	结果：积分值为60分

【结果判断】

1. 粒细胞系　各期粒细胞均呈阴性。

2. 单核细胞系　分化差的原始单核细胞呈阴性，分化好的原始单核细胞呈阳性，幼稚及成熟的单核细胞呈阳性（彩图2-4），阳性反应能被氟化钠抑制。

3. 淋巴细胞系　外周血的T淋巴细胞、非T非B淋巴细胞可呈阳性，B淋巴细胞呈阴性。

4. 其他细胞　巨核细胞、幼稚红细胞、浆细胞呈阴性或弱阳性；组织细胞也可呈阳性，但不被氟化钠抑制。

【结果记录】

请根据涂片镜下结果，绘出阳性细胞，必要时求出 NaF 抑制率。

【评价】

（1）α－丁酸萘酚酯酶染色属临床上常用的非特异性酯酶染色之一。此酶在单核－吞噬细胞系统中活性最强，特异性较好，同时此反应能被 NaF 所抑制，而粒细胞、淋巴细胞、部分幼红细胞、巨核细胞和血小板等含量很少。所以 α－丁酸萘酚酯酶被视为单核－吞噬细胞系统所特有的标志酶。若结合细胞形态和其他细胞化学染色，为临床急性非淋巴细胞白血病的分型提供重要的依据。

（2）α－丁酸萘酚酯酶染色也可结合 POX 染色来综合判断结果，特别是如能将 POX 染色与 α－丁酸萘酚酯酶染色联合显示于一张标本片上，这比分别染色效果要更好，对 ANLL－M_2、M_4、M_5 分型更加有利。

实验八　α－乙酸萘酚酯酶染色

【实验原理】

细胞中的 α－乙酸萘酚酯酶（α－naphthol acetate esterase，α－NAE）将 α－乙酸萘酚水解，产生 α－萘酚，再与重氮盐偶联，生成不溶性的有色沉淀，定位于酶活性之处。

【试剂和仪器】

1. 试剂

（1）固定液：10% 甲醛－生理盐水。

（2）0.067mol/L 磷酸缓冲液（pH 7.6）

甲液：$Na_2HPO_4 \cdot 12H_2O$ 2.388g 加蒸馏水 100ml。

乙液：KH_2PO_4 0.908g 加蒸馏水至 100ml。

取甲液 87ml、乙液 13ml 混合，调 pH 至 7.6。

（3）作用液：0.067mol/L 磷酸缓冲液 50ml，加 10g/L α－乙酸萘酚（用 50% 丙酮为溶剂）1.0ml，充分振荡（约 15～20min），直至最初产生的混浊物大部分消失为止，加重氮盐（坚牢蓝 B 等）50mg，充分振荡（约 15min），过滤后立即使用。

（4）10g/L 甲基绿水溶液。

2. 仪器 显微镜、刻度吸管、量筒等。

【方法】

1. 基本步骤

新鲜血片或骨髓片 → 固定5min → 水洗、干燥 → 37℃作用液1h → 流水冲洗、干燥 → 甲基绿复染 → 流水冲洗、干燥 → 镜检

2. 操作

（1）新鲜干燥涂片置10%甲醛-生理盐水中固定5min，水洗，待干。

（2）置于作用液（37℃）作用1h，水洗，待干。

（3）甲基绿复染2min，水洗，待干，镜检。

（4）氟化钠（NaF）抑制试验：即1ml作用液中加入1.5mg氟化钠，其余按本染色法进行，染色步骤同上。

氟化钠抑制试验：同氯丁酸萘酚酯酶染色。可对阳性结果做进一步的区分。

$$\text{NaF 抑制率} = \frac{\text{未加 NaF 时 NAE 积分值} - \text{加 NaF 后 NAE 积分值}}{\text{未加 NaF 时 NAE 积分值}} \times 100\%$$

凡抑制率>50%者，提示受NaF所抑制。

【结果判断】

细胞质内有灰黑或棕黑色弥漫性或颗粒状沉淀为阳性，无沉淀为阴性。积分判断标准同氯丁酸萘酚酯酶染色（彩图2-5）。

【结果记录】

请根据涂片镜下结果，绘出阳性细胞，必要时求出NaF抑制率。

【注意事项】

（1）标本必须新鲜，应于取材后2天内染色。

（2）α-乙酸萘酚与β-乙酸萘酚的比较：用β-乙酸萘酚为底物时，可显示白细胞的非特异性酯酶，其反应产物为紫红色，色泽比较鲜明，但一般不呈颗粒状。当用α-乙酸萘酚为底物时，酶反应产物为棕黑色，颗粒一般比较明显，定位清楚。

（3）重氮盐的选择以坚牢蓝B、坚牢蓝RR及坚牢黑B的染色效果为好。

【结果】

原始单核细胞为阴性或弱阳性反应，幼稚单核细胞及组织细胞为阳性反应（彩图2－5）；各期粒细胞为阴性反应，少数为弱阳性反应；巨核细胞和血小板为阳性反应；少数幼稚红细胞和淋巴细胞呈弱阳性反应；浆细胞呈阴性反应。

【临床意义】

与α－NBE染色的临床意义相同。急性单核细胞白血病时，原始单核细胞可呈阳性反应，幼稚单核细胞和单核细胞呈强阳性反应，但能被氟化钠抑制；急性粒细胞白血病时，原始粒细胞呈阴性反应，少数可呈阳性反应，且不被氟化钠抑制；急性淋巴细胞白血病时，原始淋巴细胞和幼稚淋巴细胞呈阴性反应，T淋巴细胞白血病原始淋巴细胞可呈阳性反应，且不被氟化钠抑制。

【评价】

在pH中性时用α－乙酸萘酚作底物，α－乙酸萘酚酯酶染色对三种急性白血病类型的鉴别有重要意义。急性单核细胞白血病（M_5型）、急性粒－单核细胞白血病（M_4型）的单核系细胞与少数急性粒细胞白血病（主要是M_3型）的早幼粒细胞呈阳性反应，但前者（M_5型）能被氟化钠抑制，急性粒细胞白血病的早幼粒细胞不被氟化钠抑制或仅部分轻度抑制，而急性淋巴细胞白血病一般呈阴性反应。故对鉴别单核细胞白血病有重要价值，敏感性好于α－NBE。

实验九　酸性磷酸酶和*L*－抗酒石酸酸性磷酸酶染色※

酸性磷酸酶（acid phosphatase，ACP）存在于细胞的溶酶体颗粒中，又称溶酶体标记酶。由多种同工酶组成，其中ACP5为抗酒石酸的酸性磷酸酶，所以临床上做ACP染色时，常同时做抗酒石酸酸性磷酸酶试验。

（一）Gomori硫化铅法

【实验原理】

酸性磷酸酶在酸性（pH 5.0）条件下，能将甘油磷酸钠水解，产生PO_4^{3-}，进而与Pb^{2+}作用生成磷酸铅（白色）沉淀，附着于酶活性之处，再与硫化铵作用，生成黑色的硫化铅。

【试剂和仪器】

1. 试剂

（1）固定液：10%甲醛－甲醇液（冰箱内4℃保存）。

（2）作用液：蒸馏水74ml，乙酸缓冲液（pH 4.7）12ml，50g/L硝酸铅2.0ml，32g/L β－甘油磷酸钠4.0ml。

（3）2%硫化铵水溶液。

2. 仪器　显微镜、刻度吸管、量筒等。

【方法】

1. 基本步骤

新鲜血片或骨髓片 → 固定0.5min → 水洗、干燥 → 37℃作用液4h → 水洗、干燥 → 2%硫化铵浸2min → 水洗、干燥 → 镜检

2. 操作

（1）新鲜干燥涂片用4℃10%甲醛－甲醇液固定30s～1min，水洗，待干。

（2）置于作用液中（37℃）作用4h，蒸馏水洗5min，待干。

（3）在2%硫化铵溶液中浸2min，水洗，待干，镜检。

【结果判断】

阳性反应物呈棕色或棕黑色，为颗粒状或片状物，定位于胞质中。

【注意事项】

（1）涂片在室温放置1h后，酶的活性显著减弱；如涂片先经固定再放置冰箱保存，在2天内酶活性则无明显下降，因此标本应立即固定和染色。

（2）作用液pH 4.5～5.5，其酶活性较强，无扩散，颗粒清楚，非特异反应少。pH降低时，常呈阴性反应。

（二）重氮盐偶联法

【实验原理】

血细胞内的酸性磷酸酶在酸性（pH 5.0）条件下水解基质液中的磷酸萘酚AS－BI，释放出萘酚AS－BI，后者与基质液中的重氮盐偶联形成不溶性的有色沉淀，定位于细胞质内酶所在的部位。本试验常用的六偶氮副品红作为显示剂，以形成红色沉淀。本法是血液学标准化委员会推荐的方法。

【试剂和仪器】

1. 试剂

（1）甲醇－丙酮固定液

柠檬酸	0.63g
蒸馏水	30ml
甲醇	10ml
丙酮	60ml

混匀，用浓氢氧化钠溶液调整pH至5.4，使用前过滤，4～10℃可保存1个月。

（2）贮备液：磷酸萘酚 AS－BI 100mg，*N*，*N*－二甲基甲酰胺 10ml，混合后置棕色瓶中 4～10℃可保存 2～3 个月。

（3）0.1mol/L 乙酸缓冲液

甲液：	乙酸钠（含 $3H_2O$）	13.6g
	蒸馏水	1000ml
乙液：	冰乙酸	6.0ml
	蒸馏水	1000ml

用乙液滴定甲液至 pH 5.2，放 4～10℃可保存 3 个月。

（4）苏木素染液。

2. 仪器　同“（一）Gomori 硫化铅法”。

【方法】

1. 基本步骤

新鲜血片或骨髓片 → 固定液固定 30s → 水洗、干燥 → 37℃作用液 45～60min → 水洗、干燥 → 苏木素染液复染 → 水洗、干燥 → 镜检

2. 操作

（1）新鲜干燥涂片用 4℃甲醇－丙酮固定液固定 30s，蒸馏水漂洗 5～6 次，待干。

（2）加入作用液 37℃保温 45～60min，水洗。

（3）用苏木素染液复染细胞核 1～5min，水洗，待干，镜检。

【结果判断】

阳性反应为鲜红色或深红色颗粒，定位于胞质中（彩图 2－6）。根据颗粒的多少和染色的深浅，反应强度分为六级，即：0～5＋。

（三）抗酒石酸酸性磷酸酶染色

【实验原理】

同“（二）重氮盐偶联法”。用相同方法制备两份基质液，一份再加入适量的左旋酒石酸（*L*－酒石酸），另一份不加。取两张相同标本的涂片，分别用这两种不同的基质液做酸性磷酸酶染色。如果血细胞内的酸性磷酸酶耐酒石酸，两张结果无差别；如不耐酒石酸，其中一张阳性结果可被抑制。

【试剂和仪器】

1. 试剂

（1）～（3）同“（二）重氮盐偶联法”。

（4）0.05mol/L 乙酸－酒石酸缓冲液：*L*－酒石酸 3.75g，0.1mol/L 乙酸缓冲液（pH 5.2）490ml，用浓氢氧化钠调整 pH 至 5.2，再加蒸馏水至总量 500ml，4～10℃可保存 3 个月。

（5）作用液：0.05mol/L 乙酸 - 酒石酸缓冲液 50ml，贮备液 1.0ml，坚牢紫酱 GBC 盐 25mg，溶解后过滤，立即染色，一次性用完。

2. 仪器　同“（一）Gomori 硫化铅法”。

【方法】

染色过程同“（二）重氮盐偶联法”，但阳性对照的作用液中不加乙酸 - 酒石酸缓冲液，加入等量 pH 5.2 的 0.1mol/L 乙酸缓冲液。

【结果判断】

当底物中存在 *L* - 酒石酸时，细胞内的酸性磷酸酶如耐 *L* - 酒石酸抑制则呈阳性反应；如不耐 *L* - 酒石酸抑制则不加 *L* - 酒石酸的呈阳性反应，而加 *L* - 酒石酸的呈阴性反应。

【注意事项】

酒石酸必须用 *L* - 酒石酸，作用液必须临用前配制。

【结果记录】

请根据涂片镜下结果，绘出不同阳性细胞。

【临床意义】

酸性磷酸酶和 *L* - 抗酒石酸酸性磷酸酶染色仅是在基质缓冲液有无 *L* - 酒石酸而异，它们的意义在于：

1. 诊断毛细胞白血病　毛细胞白血病患者的细胞胞质里含有一种能对抗酒石酸抑制作用的酸性磷酸酶，毛细胞呈阳性（常呈强阳性），阳性产物不被 *L* - 酒石酸抑制。而慢性淋巴细胞白血病、恶性淋巴瘤细胞的 ACP 也可呈阳性，但可被 *L* - 酒石酸抑制。此染色主要用于帮助诊断毛细胞白血病。这是 ACP 染色的最主要、最重要的临床意义。

2. 帮助鉴别戈谢细胞和尼曼 - 匹克细胞　前者阳性，后者阴性。

3. 帮助鉴别 T 淋巴细胞和 B 淋巴细胞　T 淋巴细胞呈阳性，B 淋巴细胞呈阴性或弱阳性，但临床上目前鉴别 T 淋巴细胞和 B 淋巴细胞主要是采用流式细胞术，而不是采用 ACP 染色。

【评价】

（1）Gomori 硫化铅法不需特殊试剂，但操作较复杂且结果不够稳定。

（2）由于 ACP 染色在毛细胞白血病中最具有特征性，所以主要用于毛细胞白血病的诊断，其次是在戈谢病和尼曼－匹克病应用，但这些疾病在临床上均很少见，有些单位备有这种试剂盒，但常常因为标本很少而导致试剂过期，所以临床上往往不能及时开展这项检查。同时也存在着假阴性、假阳性现象。

【知识链接】

本实验的知识链接见表 2－2。

表 2－2　偶氮偶联法染色常用基质与重氮盐的组合

基质	重氮盐
α－磷酸萘酚钠	坚牢蓝 RR，坚牢紫酱 GBC
磷酸萘酚 AS－MX	坚牢蓝 RR
磷酸萘酚 AS－BI	坚牢紫红，坚牢紫酱 GBC，坚牢蓝 RR
磷酸萘酚 AS	坚牢蓝 BBN

实验十　过碘酸－雪夫（PAS）染色

过碘酸－雪夫反应（periodic acid －Schiff reaction，PAS）可测定细胞内糖原等多糖类物质，所以以前又称为糖原染色。PAS 染色过程见图 2－4。

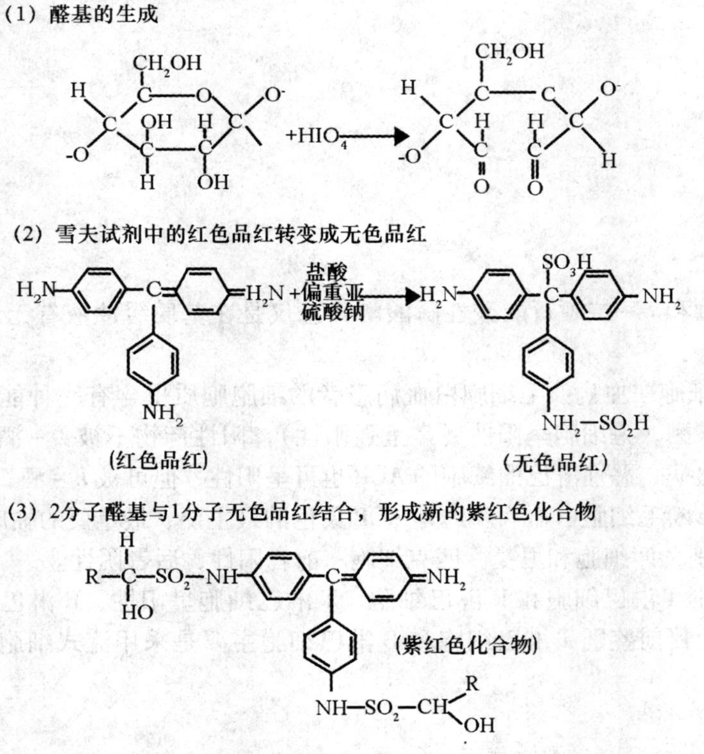

图 2－4　过碘酸－雪夫（PAS）染色过程

【实验原理】

过碘酸是强氧化剂，它作用于细胞内含有1，2-乙二醇基（—CHOH—CHOH）的多糖类物质（如糖原、黏多糖、糖蛋白及糖脂等），使之氧化，形成双醛基，醛基与雪夫试剂中的无色品红结合，形成红色化合物，定位于胞质中，红色的深浅与细胞内参与反应的1，2-乙二醇基的量成正比。

【试剂和仪器】

1. 试剂

（1）10g/L过碘酸

过碘酸（$HIO_4 \cdot 2H_2O$）	1g
蒸馏水	加至100ml

临用前配制。

（2）雪夫（Schiff）染液

碱性品红	0.5g
lmol/L盐酸	20ml
偏重亚硫酸钠（$Na_2S_2O_5$）	0.5g
蒸馏水	100ml

将蒸馏水煮沸，加入碱性品红使之完全溶解，待冷至50℃左右加入1mol/L盐酸20ml，混合后盖严。再冷至25℃左右，加入偏重亚硫酸钠，混匀，放棕色瓶内，置暗处24h，待呈无色。若仍显微红色，可加活性炭1~2g，吸附过滤。必要时可反复加1~2次活性炭过滤，至成为无色液体为止，置棕色瓶密封放冰箱保存。若溶液变红则失效。

（3）20g/L甲基绿染色液

甲基绿	2g
蒸馏水	100ml

2. 仪器　显微镜、刻度吸管、量筒、带盖染色杯（缸）等。

【方法】

1. 基本步骤

新鲜血片或骨髓片 → 95%乙醇固定10min → 水洗 → 过碘酸氧化20min →

水洗、干燥 → Schiff液染色30~60min → 水洗 → 甲基绿复染10~20min →

水洗、干燥 → 镜检

2. 操作

（1）新鲜血片或骨髓片用95%乙醇固定10min，水洗，待干。

（2）10g/L过碘酸氧化10min（冬天置37℃水浴）。

（3）水洗 3 ~ 5min，洗掉多余的过碘酸，晾干。

（4）Schiff 液室温下染色 30 ~ 60min（暗室为好）。

（5）自来水冲洗 5min，再用蒸馏水冲洗。

（6）用 20g/L 甲基绿复染 10 ~ 20min。

（7）流水冲洗，干后镜检。

（8）唾液淀粉酶对照片处理法：在已固定过的涂片上盖满正常人新鲜唾液，在 37℃中保温 30min，水洗，再按照上述步骤（2）~（7）进行。

【结果判断】

至少要观察 100 个白血病细胞或（和）100 个有核红细胞的染色结果，阳性反应为胞质出现红色颗粒、红色团块或弥漫红色，胞核染绿色。

1. 积分判断

（1）幼稚红细胞的分级标准

4 分（4 +）：致密粗大颗粒有 20 个以上，或紫红色物质弥漫。

3 分（3 +）：11 ~ 20 个中等大小颗粒，或深红色物质弥漫。

2 分（2 +）：1 ~ 10 个中等大小颗粒，或红色物质弥漫。

1 分（ + ）：少数分散细颗粒，或淡红色物质弥漫。

0 分（ – ）：胞质内无红色颗粒。

（2）淋巴细胞的分级标准

4 分（4 +）：极多的粗颗粒，并有大块状红色物质，可绕核组成环状。

3 分（3 +）：较多的细颗粒，可组成两个环，或粗颗粒组成一个环，或少量大块物质组成半个环。

2 分（2 +）：10 个以上小颗粒组成一环冠，或半圈粗颗粒，或仅一个大块物质，或弥漫状较深红色物质。

1 分（ + ）：10 个以下的小颗粒，或弥漫的浅红色物质。

0 分（ – ）：胞质内无颗粒。

2. 正常血细胞的染色反应

（1）粒细胞系：分化好的原始粒细胞至中性分叶核粒细胞均呈阳性反应，并随着细胞的成熟而逐渐增强，随细胞逐渐成熟而阳性反应增强，多呈均匀细小红色颗粒。嗜酸粒细胞颗粒本身不着色，而颗粒间的胞质呈红色。嗜碱粒细胞中的嗜碱性颗粒呈阳性，而颗粒之间的胞质不着色。

（2）红细胞系：幼稚红细胞和红细胞均呈阴性反应（在病理情况下可阳性，呈弥散性为主）。

（3）单核细胞系：部分呈阳性，呈细颗粒状，多位于胞质边缘。

（4）淋巴细胞系：少数呈阳性（多为“ + ”），呈粗颗粒状，少数块状。

（5）巨核细胞和血小板：均为阳性反应，阳性反应物质为红色颗粒状，有时为红色小块状。

（6）其他细胞：浆细胞多为阴性反应，少数为阳性反应。巨噬细胞可呈阳性反应。

各种正常血细胞的染色结果请参见彩图2－7。

【结果记录】

请根据涂片镜下结果，绘出不同阳性细胞；并求出幼稚红细胞和（或）淋巴细胞阳性率和积分。

【注意事项】

（1）黏多糖、黏蛋白、糖脂等与糖原一样，均有PAS阳性反应，称为PAS阳性物质。但糖原可被唾液淀粉酶水解，其他PAS阳性物质不被唾液淀粉酶水解。因此PAS染色阳性者应做唾液淀粉酶水解对照，若再次染色为阴性，才能肯定原PAS阳性颗粒是糖原。一般做PAS染色应同时固定两张标本片，一张直接做PAS染色，另一张用唾液淀粉酶水解后做对照试验。

（2）过碘酸氧化应浸泡于带盖染色杯（缸）中，氧化时间以20min为宜，过长可使醛基进一步氧化为羧基。涂片经过碘酸氧化并水洗后一定要晾干，否则影响染色效果。

（3）不同品牌的碱性品红，染色效果不一，应注意选用。配制Schiff液器具需十分清洁、干燥，否则Schiff液遇水变红失效。配成的Schiff液应加盖密封，减少与空气接触，以防氧化后变红。一般1～5℃密封可保存6个月。

（4）染色时间和温度应相对恒定，一般染Schiff液以暗室37℃30min为好。

（5）染色标本不能久置，1周后将逐渐退褪色，故应尽快观察结果。

【临床应用】

1. 鉴别恶性和良性红细胞系疾病　正常人幼稚红细胞PAS反应的积分值<40，在红血病、红白血病、骨髓增生异常综合征中幼稚红细胞的PAS反应呈强阳性，胞质中可见大块分布的紫红色沉淀，其积分值>40，有时可达100甚至200以上。骨髓增生异常综合征时，幼稚红细胞PAS反应也可呈阳性。在某些红细胞系良性疾病，如缺铁性贫血、珠蛋白生成障碍性贫血中幼稚红细胞也可呈阳性，有的阳性率也较高；巨幼细胞性贫血、溶血性贫血及再生障碍性贫血时，幼稚红细胞PAS反应一般为阴性，有时个别细胞可呈弱阳性。

2. 鉴别淋巴系统细胞增生的性质　正常人淋巴细胞PAS反应的积分值<60。凡恶性增生如恶性淋巴瘤、急或慢性淋巴细胞白血病时，PAS阳性反应增强，积分值增高，恶性淋巴细胞胞质中常见大块状或粗颗粒状红色沉淀。以B细胞恶性增多改变较为明显，如慢性淋巴细胞白血病、淋巴肉瘤、急性B细胞白血病等疾病的PAS阳性率和阳性强度可

明显提高。而T细胞恶性病变PAS强度无明显改变。另外，淋巴细胞良性增生如传染性单核细胞增多症及传染性淋巴细胞增多症时，其淋巴细胞PAS阳性反应产物多为细小颗粒状，积分值一般正常。

3. 辅助判断白血病类型　虽然各种白血病细胞均可阳性，但不同细胞类型的急性白血病其阳性反应的特点可不同。急性粒细胞白血病的原始及幼稚细胞常为阴性；急性淋巴细胞白血病的原始和幼稚细胞常为阳性反应，阳性物质呈粗大颗粒或块状；急性单核细胞白血病的原始和幼稚细胞反应强弱不定，阳性物质呈粉末状弥散于胞质中。

4. 鉴别细胞类型

（1）不典型巨核细胞与霍奇金病的R－S细胞的鉴别：前者PAS反应呈强阳性，后者一般为阴性或弱阳性反应。

（2）戈谢细胞与尼曼－匹克细胞的鉴别：前者PAS呈阳性反应，后者一般为阴性或弱阳性反应。

【评价】

一般用骨髓涂片做PAS染色，外周血中白血病细胞多的患者也可用血涂片来做。但如果观察是幼红细胞，只能用骨髓涂片做，因为一般情况下血涂片中幼稚红细胞不多。由于PAS染色是对多糖类物质进行的半定量分析，所以也可用陈旧的未染色涂片。

如果急性白血病的PAS染色结果典型，可辅助细胞系列判断，如急性单核细胞白血病其阳性颗粒较粗或急性粒细胞白血病阳性率低等，所以PAS染色在判断急性白血病的细胞系列中有一定参考价值。

PAS染色在恶性红细胞系疾病中常呈阳性（尤其是强阳性，意义更大），但有时也呈阴性，所以阴性不能排除恶性红细胞系疾病的可能性。而在大多数良性红细胞系疾病中常呈阴性，但少数患者也可出现阳性。因此，应结合临床、细胞形态学常规检查，区别地对待PAS的染色结果。

实验十一　中性粒细胞碱性磷酸酶染色

（一）偶氮偶联法（Kaplow法）

【实验原理】

中性粒细胞胞质中的碱性磷酸酶（NAP），在pH 9.2～9.8缓冲液中，能水解基质液中的磷酸萘酚钠，释放出磷酸与萘酚，萘酚再与重氮盐偶联成不溶性有色偶氮染料，沉淀于细胞质中。

【试剂与仪器】

1. 试剂

（1）固定剂：10%甲醛－乙醇液。

甲醛（AR）　　10ml

无水乙醇（AR）　90ml

冰箱内4℃保存。

（2）丙二醇缓冲液

贮备液（0.2mol/L 2－氨基－2－甲基－1，3－丙二醇液）：

2－氨基－2－甲基－1，3－丙二醇　10.5g

蒸馏水　加至500ml

应用液（0.05mol/L pH 9.75）：

0.2mol/L贮备液　25ml

0.1mol/L盐酸　5ml

蒸馏水　加至100ml

（3）基质液（用前临时配制）

α－磷酸萘酚钠　5mg

坚牢紫酱GBC（或坚牢蓝RR）　5mg

0.5mol/L丙二醇应用液　5ml

混合后用小滤纸过滤，立即使用。

（4）10g/L亮绿。

2. 仪器　显微镜、中号试管、刻度吸管、量筒等。

【方法】

1. 基本步骤

新鲜涂片 → 固定剂30s → 水洗 → 基质液孵育10～15min →

水洗 → 亮绿复染2min → 水洗 → 干后镜检

2. 操作

（1）新鲜血片（或骨髓片）用4～10℃的固定剂固定30s。

（2）蒸馏水冲洗，然后在涂片上滴加新配制的过滤基质液，在37℃下作用10～15min。

（3）水洗，10g/L亮绿复染2min。

（4）水洗，晾干，镜检。油镜观察。

【结果判断】

中性粒细胞胞核与胞质均染成绿色，阳性时出现碱性磷酸酶颗粒，因重氮试剂不同，碱性磷酸酶颗粒呈红色或紫黑色沉淀。

积分判断：在镜下计数100个成熟中性粒细胞，按胞质中沉淀的阳性颗粒的多少，分五级计分。求出每一级计分所占计数细胞的百分率，将其百分率乘以该分值，得出该级细胞的积分，然后将各级细胞的积分相加，即为总积分值。全部阳性反应的百分率相加即为阳性率。

计分标准：

4分（4+）：有极丰富的大颗粒或弥漫深红色。

3分（3+）：胞质中有丰富的颗粒或弥漫较深红色。

2分（2+）：胞质中含有中等量颗粒或呈弥漫红色。

1分（+）：胞质中含少量颗粒或呈弥漫浅红色。

0分（-）：阴性反应。胞质中无阳性染色颗粒。

不同程度阳性细胞形态请参见彩图2-8。

【注意事项】

（1）磷酸萘酚盐和重氮试剂种类较多，应根据基质种类选择重氮盐，重氮盐质量的好坏是实验成功的关键。

（2）基质孵育液要在用前新鲜配制。

（3）标本最好用新鲜的外周血涂片，因为它观察的是成熟中性粒细胞即中性杆状核粒细胞和中性分叶核粒细胞，虽然骨髓中也有许多成熟中性粒细胞，但NAP染色的参考范围是根据外周血涂片得出的，所以一般应选用血涂片进行染色。为了保证酶的活性，涂片一般应在固定后1周内完成染色。

（4）若无亮绿试剂，可用美蓝替代。

（二）改良Gomori钙-钴法

【实验原理】

中性粒细胞内的碱性磷酸酶在pH 9.2~9.8时，将基质液中的β-甘油磷酸钠水解，产生磷酸钠。磷酸钠与钙离子作用生成磷酸钙，磷酸钙与钴离子作用生成磷酸钴，磷酸钴与硫化铵反应生成黑色的硫化钴颗粒，沉淀于细胞胞质中。

$$\beta-\text{甘油磷酸钠}\xrightarrow[\text{pH } 9.2\sim9.8]{\text{NAP}}\text{甘油}+PO_4^{3-}$$

$$PO_4^{3-}+Ca^{2+}+H_2O\rightarrow CaHPO_4\downarrow+HO^-$$

$$CaHPO_4+Co^{2+}\rightarrow CoHPO_4\downarrow+Ca^{2+}$$

$$CoHPO_4+(NH_4)_2S\rightarrow \underset{\text{(黑色沉淀)}}{CoS\downarrow}+(NH_4)_2HPO_4$$

【试剂与仪器】

1. 试剂

（1）基质液（临用前配制）

30g/L β-甘油磷酸钠	20ml
20g/L 巴比妥钠	20ml
20g/L 氯化钙	40ml
20g/L 硫酸镁	4ml
蒸馏水	40ml

待完全溶解后用 1mol/L NaOH 或 1mol/L HCl 调 pH 至 9.4。

（2）20g/L 硝酸钴水溶液（临用前配制）。

（3）20g/L 硫化铵（或用前以 10ml 蒸馏水加硫化铵 4 滴而成）（临用前配制）。

（4）2g/L 核固红染色液（配方请参见铁粒染色）。

2. 仪器　显微镜、中号试管、刻度吸管、量筒等。

【方法】

1. 基本步骤

新鲜涂片 → 固定剂 30s → 水洗 → 基质液孵育 → 水洗 →

硝酸钴染色 → 水洗 → 硫化铵染色 → 水洗 →

核固红染色 → 水洗 → 干后镜检

2. 操作

（1）取新鲜血片（或骨髓片）用 4～10℃ 的 10% 甲醛－甲醇液固定 30s，待干。

（2）置 37℃ 基质液中温育 4～6h，防止蒸发。

（3）水洗，用 20g/L 硝酸钴染 5min。

（4）流水洗净硝酸钴，再以 20g/L 硫化铵染 5min。

（5）流水洗净硫化铵，用 2g/L 核固红染液复染 3min。

（6）流水冲洗，待干，油镜观察。

【结果】

积分判断：油镜计数血涂片中 100 个成熟中性粒细胞（包括中性杆状核和分叶核粒细胞）。根据阳性反应分别记录为：

4 分（4+）：全细胞充满黑色颗粒，结成团块，甚至覆盖于细胞核上。

3 分（3+）：细胞质内充满黑色颗粒，但颗粒之间有空隙；或胞质内有 3/4 面积充满了致密的黑色颗粒沉淀。

2 分（2+）：胞质面积的 1/2 呈黑色或灰黑色颗粒沉淀；或全部胞质染成均匀灰色，无颗粒。

1 分（+）：胞质面积的 1/4 呈黑色或灰黑色颗粒沉淀；或全部胞质染成均匀浅灰色，无颗粒。

0 分（－）：胞质内无灰色或黑色沉淀。

积分计算方法及临床应用同“（一）偶氮偶联法（Kaplow 法）”。

【注意事项】

（1）本法要求玻片必须清洁、中性。

（2）固定剂也可用 95% 乙醇（化学纯），不能单独用甲醇作固定剂。

(3) 基质液应新鲜，多先单独配成原液，染色前按规定量分别加入染色缸中混匀。基质液 pH 9.4 最好，要用酸度计调正，一般 pH 愈高积分愈大，但 pH 超过 9.8 时积分减低。高 pH 环境中细胞有被溶现象，使酶扩散而造成假阴性。一般基质液只用 1 次，必须用第 2 次时，应重新调正 pH，不可再用第 3 次。

(4) 温育时间可随温度升高而缩短，有人主张用 12g/L Tris 缓冲液 60ml，加等量 20g/L 氯化钙，0.6g β-甘油磷酸钠，45℃孵育 30min，快速染色，其结果与本法无明显差异。

(5) 实验试剂应选择优质品牌，尽可能不做更换，以保证实验室正常值恒定。硫化铵、硝酸钴均应预热到基质液温度。钙离子浓度以 0.5mol/L 为宜，浓度过低可使酶反应扩散，浓度过高能抑制酶活性。

(6) 每次染色时，最好同时染一份细菌感染患者血片，做阳性对照。

【结果记录】

请根据涂片镜下结果，绘出不同阳性细胞，并求出阳性率和积分。

【参考范围】

成人中性粒细胞碱性磷酸酶阳性率平均为 37.3%，以弱阳性为主。积分为 7 ~ 51 分。由于各实验室条件不同（如实验方法、试剂质量和结果判断），参考区间有很大差别，最好建立自己实验室的参考区间。

【临床意义】

中性粒细胞碱性磷酸酶（NAP）是成熟粒细胞 S 颗粒释放的一种酶。因此 NAP 活性反应主要出现于中性粒细胞成熟阶段，其他细胞皆为阴性。NAP 活性增高见于细菌性感染、类白血病反应、再生障碍性贫血、某些恶性肿瘤、急性淋巴细胞白血病及慢性粒细胞白血病急性变时。NAP 活性减低见于慢性粒细胞白血病、急性粒细胞白血病、绿色瘤、红白血病、阵发性睡眠性血红蛋白尿症（PNH）、病毒感染等。

NAP 染色对下列疾病的鉴别诊断有一定参考价值。

1. 慢性粒细胞白血病与中性粒细胞类白血病反应的鉴别　前者无继发感染时 NAP 活性明显下降，积分值常为零，但急性变时常明显增高。类白血病反应时则显著增高。

2. PNH 与再生障碍性贫血的鉴别　前者 NAP 活性常降低，后者 NAP 活性常增高。

3. 急性白血病细胞类型的鉴别　急性淋巴细胞白血病时活性增高，急性粒细胞白血病时活性降低。

4. 细菌与病毒性感染的鉴别　化脓性感染时 NAP 活性明显增高，急性感染高于慢性感染，球菌感染高于杆菌感染，病毒性或寄生虫感染时无明显变化。

【评价】

（1）外周血中的 NAP 积分要比骨髓中高；中性晚幼粒细胞及巨噬细胞偶呈弱阳性。

（2）由于 NAP 结果受影响的因素较多，如试剂、生理性波动及每个试验人员判断标准等，使结果相差较大，为减少误差，最好结果由专人观察。NAP 积分明显增高（如细菌性感染、慢性中性粒细胞白血病）或明显下降（如慢性髓细胞白血病慢性期），对疾病的诊断具有重要的意义；如果积分只是轻度增高或轻度下降，这样的结果仅供参考，其真正的临床意义不大。

（3）偶氮偶联法操作比钙－钴法简便，而且细胞染色结果鲜艳，便于观察。

实验十二　骨髓铁染色

【实验原理】

幼稚红细胞胞质中的铁蛋白聚合物和骨髓中的含铁血黄素在酸环境中与亚铁氰化钾发生普鲁蓝反应，形成蓝色的亚铁氰化铁沉淀，定位于含铁部位。化学反应过程为：

$$4Fe^{3+} + 3K_4[Fe(CN)_6] \rightarrow Fe_4[Fe(CN)_6]_3 + 12K^+$$

（含铁物质）　（亚铁氰化钾）　　（亚铁氰化铁）

【试剂与仪器】

1. 试剂

（1）固定液：95% 乙醇。

（2）酸性亚铁氰化钾

200g/L 亚铁氰化钾	5ml
浓盐酸（AR）	1ml

临用前取 200g/L 亚铁氰化钾溶液 5ml，逐滴加入浓盐酸，至溶液刚出现均匀白色浑浊，再滴加 1 滴 200g/L 亚铁氰化钾，使白色沉淀消失澄清，过滤使用。

（3）2g/L 核固红：取 100g/L 硫酸铝［$Al_2(SO_4)_3 \cdot 18H_2O$］溶液 100ml，加入核固红 0.2g，置 37℃水浴中 1h，随时振荡，溶解后过滤使用。

2. 仪器　显微镜、培养箱、刻度吸管、架盘天平、量筒、带盖染色缸等。

【方法】

1. 基本步骤

骨髓片 → 乙醇固定 10min → 水洗 → 亚铁氰化钾染液染色 30min（37℃） → 水洗 → 核固红染液复染 3～5min → 水洗 → 干后镜检

2. 操作

（1）选髓粒丰富的骨髓片，用乙醇固定10min，待干。（此固定可省略）

（2）浸入新配制的酸性亚铁氰化钾染液中，置37℃培养箱染色30min。

（3）用流水充分冲洗后，核固红染液复染3～5min。

（4）流水冲洗，干后镜检。

【结果判断】

幼稚红细胞核染鲜红色，胞质呈淡黄红色，铁粒呈鲜艳的蓝绿色，易于区别。

1. 细胞外铁　先用低倍镜观察涂片，特别是涂片尾部和髓粒附近，注意翠蓝色颗粒，再用高倍和油镜观察有无染成深蓝色的铁颗粒，按下列五级标准判断：

－：全片无细胞外蓝色颗粒。

＋：有少数蓝色颗粒，或偶见蓝色圆形小铁珠，珠粒似嗜酸性颗粒大小。

2＋：有较多的铁粒和小珠。

3＋：有许多铁粒、小珠和许多蓝色小块。

4＋：有极多的铁粒、小珠和许多蓝色小块，密集成堆。

2. 细胞内铁　油镜下计数100个中、晚幼红细胞，计算胞质中含有蓝色颗粒的细胞（铁粒幼红细胞）的百分率。根据细胞内颗粒的数目、大小、染色深浅和分布情况，将铁粒幼红细胞分为如下几型：

Ⅰ型：幼稚红细胞胞质中仅含1～2个小铁粒。

Ⅱ型：幼稚红细胞胞质中含3～5个小铁粒。

Ⅲ型：含6～10个小铁粒或1～4个粗大颗粒。

Ⅳ型：含10个以上小铁粒或5个以上粗大铁粒。

Ⅴ型：（环形铁粒幼红细胞）含铁粒6粒以上（包括6粒），其中2/3以上的铁粒分布在核周，其围绕范围占核周的1/2以上。此为诊断铁粒幼红细胞性贫血的重要依据。

骨髓细胞外铁和各种铁粒幼红细胞形态请参见彩图2－9。

【结果记录】

请根据涂片镜下结果，绘出骨髓细胞外铁和铁粒幼红细胞形态，判断细胞外铁的阳性程度和细胞内铁的阳性率。

【注意事项】

（1）陈旧的骨髓涂片通常铁污染明显而容易造成假阳性。

（2）玻片必须清洁，为防止含有铁类干扰物，可用50g/L盐酸浸泡玻片24h，再以蒸馏水冲洗后擦干备用。

（3）复染液核固红推荐使用E. Merk产品，复染效果较好。亦可使用苏木素复染，但染后只用稀盐酸水洗，不必碱化，使核染紫红色，便于对比。

（4）观察细胞外铁时，要求骨髓片含髓粒丰富，最好选用盛骨髓液的那一张髓片，因髓粒多留于该涂片上。如果骨髓涂片中无骨髓小粒，细胞外铁就无法观察；如果片中幼红细胞很少或无，细胞内铁就无法观察。

（5）对于细胞外铁阴性的患者，应同时做阳性对照。

【参考范围】

1. 细胞外铁 “+” ~ “2+”，2/3人多为“+”。

2. 细胞内铁 铁粒幼红细胞百分率12%～44%，平均21.4%，以Ⅰ型为主，仅见少数Ⅱ型，不见Ⅲ型、Ⅳ型及环形铁粒幼红细胞。所见铁粒细小浅染，呈散在分布。

不同实验室的参考区间相差较大，应建立自己实验室的参考区间。

【临床意义】

骨髓中的贮存铁分为细胞外铁和细胞内铁。细胞外铁主要存在于骨髓小粒的巨噬细胞中，细胞内铁是指存在于中幼红细胞、晚幼红细胞及成熟红细胞中的铁（包括铁粒幼红细胞、环形铁粒幼红细胞及铁粒红细胞）。

1. 缺铁性贫血 其细胞外铁明显减低甚至阴性，细胞内铁阳性率减低或为零。经铁剂治疗有效后，其细胞外铁、内铁增多。因此铁染色可作为诊断缺铁性贫血及指导铁剂治疗的重要方法。

2. 铁粒幼细胞贫血 铁粒幼红细胞增多，其中的环形铁粒幼红细胞增多，有时可见到铁粒红细胞，细胞外铁也常明显增多。因此铁染色也是诊断本病的重要方法。

3. 骨髓增生异常综合征 伴环形铁粒幼红细胞增多的难治性贫血，其环形铁粒幼红细胞大于15%，细胞外铁也常增加。

4. 非缺铁性贫血 溶血性贫血、巨幼细胞性贫血、再生障碍性贫血、多次输血后和白血病等，细胞外铁和内铁正常或增加；感染、肝硬化、慢性肾炎、尿毒症、血色病等，细胞外铁明显增加而铁粒幼红细胞可减少。

【评价】

铁染色是临床上应用较广泛的一种细胞化学染色。由于机体很容易出现缺铁，因此对于不明原因、初诊时有贫血的骨髓检查患者，应将铁染色作为常规细胞化学染色项目。主要用于缺铁性贫血和环形铁粒幼红细胞增多的贫血诊断。铁染色的结果一般情况下是可信的（尤其是细胞外铁），虽然该指标不如血清（浆）铁蛋白敏感，但不受多种病理因素影响，所以说铁染色是反应机体储存铁的金标准。细胞内铁易受外界铁的污染，使内铁阳性率增高；而细胞外铁虽也会受污染，但较易辨认区别。而对于临床不明原因的贫血除做铁染色外，还应做NAP染色和PAS染色。各种血细胞的细胞化学染色结果见表2-3。

表 2-3 各种血细胞的细胞化学染色结果

细胞化学染色	内铁染色	NAP 染色	POX 染色	SB 染色	NAS-DCE 染色
原、早幼红细胞	-	-	-	-	-
中、晚幼红细胞	-~+	-	-	-	-
原始粒细胞	-	-	-~2+	-~2+	-~3+
早幼粒细胞	-	-	2+~4+	2+~4+	2+~4+
中性粒细胞	-	-~4+	3+~4+	3+~4+	3+~4+
嗜酸粒细胞	-	-	4+	4+	-~+
嗜碱粒细胞	-	-	-	-	-~2+
单核系细胞	-	-	-~+	-~+	-，个别+
淋巴系细胞	-	-	-	-	-
巨核细胞	-	-	-	-	-
浆细胞	-	-	-	-	-
肥大细胞	-	-	-	-	+
毛细胞	-	-	-	-	-

细胞化学染色	NAS-DAE 染色	α-NBE 染色	PAS 染色	ACP 染色
原、早幼红细胞	-~+	-	-	+~2+
中、晚幼红细胞	-~+	-	-	3+
原始粒细胞	-~+	-	-~+	-~+
早幼粒细胞	2+~3+	-	+	-~+
中性粒细胞	+~2+		2+~4+	2+
嗜酸粒细胞	-	-	+~2+	3+
嗜碱粒细胞	-	-	-~2+	+
单核系细胞	-~4+*	+~4+*	+	+
淋巴系细胞	-~+	-~+	+	-~2+
巨核细胞	-~+	-	2+~4+	3+~4+
浆细胞	-	-	-~2+	3+
肥大细胞	-	-	2+	4+
毛细胞	-~+	-	-~+	2+~4+**

注：*为加氟化钠阳性可被抑制；**为加酒石酸阳性不被抑制。

【思考题】

1. 在过氧化物酶染色（POX）过程中应注意哪些环节？
2. POX 与 SB 染色有何异同点？
3. 氯乙酸萘酯酶染色阳性者是否都是粒细胞？
4. α-丁酸萘酚酯酶染色部分细胞为阳性，不能被氟化钠抑制，如何考虑结果？

5. 如何观察过碘酸－雪夫（PAS）染色的结果？
6. 阐述中性粒细胞碱性磷酸酶染色的临床应用。
7. 结合自己的操作体会，谈谈在染色中应注意哪些问题。

（重庆医药高等专科学校　须　建）

第三章　贫血骨髓象检查

实验十三　缺铁性贫血骨髓象检查

【目的和要求】

（1）掌握缺铁性贫血骨髓象的特点。

（2）掌握缺铁性贫血异常红细胞的形态特点。

【实验原理】

缺铁性贫血是由于铁摄入减少或需要量增加、铁吸收障碍、铁丢失过多等原因引起的体内缺乏储存铁，而影响亚铁血红素合成，致使血红蛋白含量下降的一组小细胞低色素非均一性贫血。经过骨髓细胞形态学观察以及铁粒染色结果分析，有助于缺铁性贫血的诊断。

【试剂与仪器】

1. 试剂与仪器　香柏油、二甲苯（或乙醚）、擦镜纸、光学显微镜等。

2. 骨髓标本　缺铁性贫血患者的骨髓标本。

【方法】

1. 基本步骤

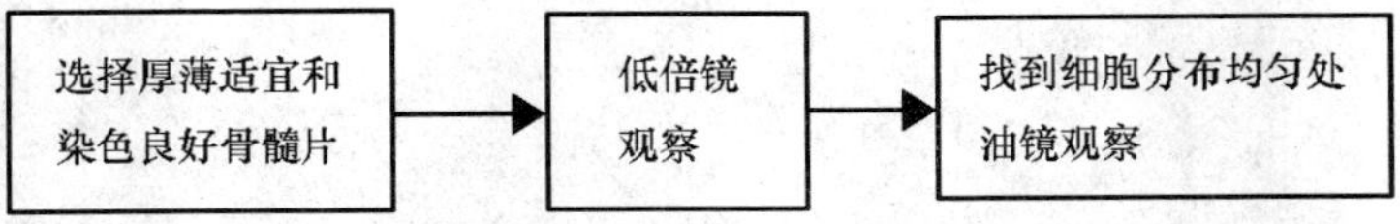

2. 操作

（1）低倍镜观察：选择染色良好的骨髓片，先用低倍镜观察全片情况，并对以下内容作出判断。

①判断骨髓涂片质量：根据涂片的厚薄、染色好坏、骨髓小粒和脂肪滴多少等来判断。

②判断增生程度：根据有核细胞与成熟红细胞比例，一般按五级法判断增生程度。

③巨核细胞计数和分类：先用低倍镜计数全片巨核细胞数量，再用油镜分类 50 或 100 个巨核细胞，尤其要注意有无异常巨核细胞，并注意观察产生血小板巨核细胞的数量。

④特别注意观察涂片尾部有无体积较大或成堆分布的异常细胞。

（2）油镜观察：选择细胞分布均匀、着色良好的区域，用油镜分类 200 个及以上有核细胞，并注意观察细胞形态、结构是否异常。

（3）注意观察是否有巨大血小板、异常红细胞、寄生虫及肿瘤细胞等异常现象。

【结果判断】

1. 有核细胞　增生活跃或明显活跃，粒/红比值减小。

2. 红系细胞　增生旺盛，以中、晚幼红细胞增生为主（彩图3－1），部分中、晚幼红细胞体积偏小，胞质偏蓝，边缘不整齐；核小而染色质粗糙成块浓染，呈“核老浆幼”现象。成熟红细胞大小不一，中心淡染区扩大，以小细胞低色素为主。

3. 粒系和巨核系细胞　无明显改变。

4. 铁染色　细胞外铁（－），细胞内铁明显减少。

【结果记录】

记录200个有核细胞分类结果，并计算各系、各阶段细胞百分比和粒/红比值。在有核细胞分类过程中，注意观察异常细胞形态并进行画图。

【参考范围】

正常人幼稚红细胞占20%左右，以中、晚幼红细胞为主，成熟红细胞和幼稚红细胞形态正常。

【注意事项】

（1）在细胞分类过程中，遇到“老核幼浆”发育不平衡的幼稚红细胞时，划分阶段以细胞核为准。

（2）注意中幼红细胞与小淋巴细胞的区别。中幼红细胞核多呈圆形且位于中央，胞质多为嗜多色，无颗粒，细胞边缘锯齿状。而小淋巴细胞核常呈椭圆形且偏于一侧，细胞质为天蓝色，并且量少，细胞边缘偶有凸起，但不为锯齿状。

（3）当细胞发育介于两个阶段之间时，将其划分为较成熟的阶段。

【评价】

由于缺铁性贫血的骨髓内幼稚红细胞形态变化特点明显，尤其是结合骨髓铁粒染色结果，使得骨髓检查缺铁性贫血的诊断准确率较高，对贫血有很好的鉴别作用。通过测定血清中铁蛋白含量，当铁蛋白≤14μg/L时，支持缺铁性贫血的诊断。主要不足是不能明确引起缺铁性贫血的原因。

实验十四　巨幼细胞性贫血骨髓象检查

【目的和要求】

（1）掌握巨幼细胞性贫血骨髓象的特点。
（2）掌握巨幼细胞性贫血异常细胞的形态特点。

【实验原理】

巨幼细胞性贫血是由于某种原因引起的体内叶酸、维生素 B_{12} 缺乏，导致细胞内 DNA 合成障碍所致的贫血，骨髓中有核细胞增生分裂障碍，出现细胞体积增大，核染色质疏松，核发育落后于细胞质发育的现象。通过骨髓细胞形态学观察，有助于巨幼细胞性贫血的诊断。

【试剂与仪器】

1. 试剂与仪器　香柏油、二甲苯（或乙醚）、擦镜纸、光学显微镜等。
2. 骨髓标本　巨幼细胞性贫血患者的骨髓标本。

【方法】

1. 基本步骤

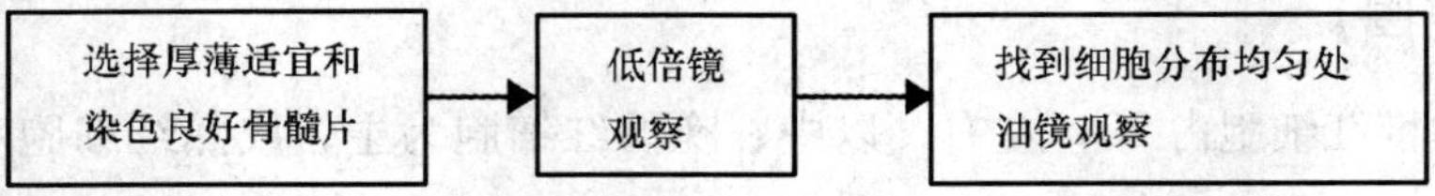

2. 操作　具体步骤参见“第三章 实验十三”。

【结果判断】

（1）有核细胞增生活跃或明显活跃，红细胞增生显著，粒/红比值降低。

（2）红细胞系异常有丝分裂细胞增多，巨幼红细胞大于10%。可见各期巨幼红细胞，其细胞胞体巨大，胞质量多而丰富，有时可见豪－乔小体、嗜碱性点彩颗粒等；核染色质疏松呈细颗粒状，淡紫红色。

成熟红细胞大小不均，以大红细胞为主，部分可见巨红细胞、高色素性大红细胞，中心淡染区消失（彩图3－2）。

（3）粒细胞系比例相对降低，可见分叶过多（5叶以上）的中性粒细胞和巨中性晚幼粒、巨中性杆状核粒细胞，其细胞胞体比正常细胞大，核染色质细致疏松、有肿胀感。

（4）巨核细胞系可见分叶过多及血小板生成障碍现象。

【结果记录】

记录200个有核细胞分类结果，并计算各系、各阶段细胞百分比和粒/红比值。在有核细胞分类过程中，注意观察异常细胞形态并进行画图。

【参考范围】

正常人各系、各阶段细胞无巨幼样变现象，成熟红细胞无中心浅染区消失现象。

【注意事项】

（1）在划分核与细胞质发育不平衡的幼稚红细胞时，以细胞浆发育为准。

（2）当个别原始细胞所属难以判别时，也可依据出现的幼稚细胞或成熟细胞类别推测原始细胞的所属。

【评价】

巨幼细胞性贫血时，骨髓象出现明显的“老浆幼核”的幼稚红细胞，以及分叶过多的中性粒细胞和巨中性晚幼粒、巨中性杆状核粒细胞等，对本病细胞形态学诊断有重要意义。但在某些巨幼细胞性贫血患者，红细胞系病变不明显，而以粒细胞系改变为主，要注意结合临床症状诊断。另外，通过测定外周血清中的叶酸、维生素 B_{12} 含量，若含量下降则支持巨幼细胞性贫血的诊断。同时要注意与红白血病的鉴别，可通过观察原始细胞比例、糖原染色、叶酸和维生素 B_{12} 诊断性治疗以及患者临床表现等来区别。

实验十五　再生障碍性贫血骨髓象检查

【目的和要求】

（1）掌握再生障碍性贫血的骨髓象特点。

（2）掌握再生障碍性贫血时骨髓小粒的变化特点。

【实验原理】

再生障碍性贫血是由不明原因引起的骨髓造血功能障碍，导致骨髓中幼稚红细胞、幼稚粒细胞和巨核细胞生成低下，数量减少，而非造血细胞相对增多的一组贫血。经过骨髓细胞形态学检查，有助于再生障碍性贫血的诊断。

【试剂与仪器】

1. 试剂与仪器　香柏油、二甲苯（或乙醚）、擦镜纸、光学显微镜等。

2. 骨髓标本　再生障碍性贫血患者的骨髓标本。

【方法】

1. 基本步骤

选择厚薄适宜和染色良好骨髓片 → 低倍镜观察 → 找到细胞分布均匀处油镜观察

2. 操作　具体步骤参见“第三章 实验十三”。

【结果判断】

（1）有核细胞增生减低或极度减低，粒/红比值基本正常。

（2）红细胞系、粒细胞系：红细胞系多以晚幼阶段为多见，可见晚幼红脱核障碍现象，成熟红细胞形态无明显变化。粒细胞系以中性杆状核和分叶核粒细胞为主，中幼粒以前细胞少见。

（3）巨核细胞系：明显减低，全片总数常小于3个，甚至不见巨核细胞。血小板少见。

（4）成熟淋巴细胞（常大于50%）及非造血细胞（组织嗜碱细胞、浆细胞、成骨细胞、破骨细胞、网状细胞、纤维细胞、脂肪细胞等）相对增多（彩图3-3）。

（5）骨髓小粒常呈空网架结构，造血细胞明显减少，而填充着较多的非造血细胞，如网状细胞、浆细胞、组织嗜碱细胞等，其中组织嗜碱细胞增多意义更大。

【结果记录】

记录200个有核细胞分类结果，并计算各系、各阶段细胞百分比和粒/红比值。在有核细胞分类过程中，注意观察非造血细胞形态并进行画图。

【参考范围】

正常人骨髓象中，各系、各阶段细胞形态及比值正常，非造血细胞偶见。

【注意事项】

1. 注意晚幼（碳核）红细胞与小淋巴细胞的区别　晚幼红细胞胞质量较多，着色偏红，而小淋巴细胞胞质量少，天蓝色。

2. 注意成骨细胞与原始浆细胞区别　成骨细胞胞体比原浆细胞大，胞质量丰富，有时含有嗜天青颗粒，有泡沫感但不如浆细胞明显，细胞核染色质为网状结构，并且各种成骨细胞之间形态、大小、结构较相似。

【评价】

急性再生障碍性贫血患者骨髓象特征明显，诊断准确率较高；但部分慢性再生障碍性贫血患者的骨髓象表现并不典型，需要追踪观察，最好进行骨髓活检明确诊断。

实验十六　溶血性贫血骨髓象检查

【目的和要求】

（1）掌握溶血性贫血的骨髓象特点。

（2）掌握溶血性贫血时异常红细胞变化特点。

【实验原理】

溶血性贫血是由于某些原因引起的使红细胞寿命缩短，破坏过多，骨髓造血代偿能力增强，而导致的红细胞系分裂增生加快，表现为骨髓内幼红细胞比例明显增多的一类贫血。经过骨髓细胞形态观察，特别是有核红细胞及成熟红细胞的数量及形态学观察，有助于溶血性贫血的诊断与病因的查找。

【试剂与仪器】

1. 试剂与仪器　香柏油、二甲苯（或乙醚）、擦镜纸、光学显微镜等。

2. 骨髓标本　溶血性贫血患者的骨髓标本。

【方法】

1. 基本步骤

选择厚薄适宜和染色良好骨髓片 → 低倍镜观察 → 找到细胞分布均匀处油镜观察

2. 操作　具体步骤参见“第三章 实验十三”。

【结果判断】

(1) 有核细胞增生活跃或明显活跃，红细胞系增生显著，粒/红比值减小。

(2) 红细胞系增生明显，幼红细胞比例常在30%以上，以中、晚幼红细胞增多为主，部分幼红细胞及成熟红细胞的胞质内可见嗜碱性点彩颗粒、豪－乔小体、卡－波环等。破碎红细胞及红细胞系分裂象增多，并可见嗜多色红细胞，部分患者成熟红细胞可见特异性形态改变，如椭圆形红细胞、球形红细胞、靶形红细胞等（彩图3－4）。

(3) 粒细胞系比例相对减少，细胞形态无明显病理改变，有时细胞内可见中毒颗粒、空泡等毒性改变。

(4) 巨核细胞系数量正常或增多，形态多无特殊变化。

【结果记录】

记录200个有核细胞分类结果，并计算各系、各阶段细胞百分比和粒/红比值。在有核细胞分类过程中，注意观察红细胞系异常形态并进行画图。

【参考范围】

正常人骨髓象中，无上述各种异常形态变化。

【注意事项】

(1) 注意中、晚幼红细胞的双核、母子核等形态的识别。

(2) 灵活掌握瑞氏染色时间：由于溶血性贫血患者骨髓片中，有核细胞增生较明显，细胞数量较多，骨髓片染色时间要适当延长。

(3) 注意观察成熟红细胞形态变化，有助于贫血原因分析，为确定检查方向提供依据。

【评价】

溶血性贫血时，由于骨髓象中红细胞系增生明显，出现红细胞系的异常形态、破碎红细胞增多这一现象，使得在查找溶血原因及提供诊断方向上有重要意义。另外，若初诊患者外周血中网织红细胞大于5%或更高（可高达60%），则支持溶血性贫血的诊断。

【思考题】

1. 填表说明（表3－1）缺铁性贫血与铁粒幼细胞性贫血骨髓特点有何不同?

表 3－1　缺铁性贫血与铁粒幼细胞性贫血的鉴别诊断

疾病名称	缺铁性贫血	铁粒幼细胞性贫血
骨髓象中环形铁粒幼红细胞		
骨髓细胞内、外铁		
铁粒幼红细胞		
血清铁蛋白		
转铁蛋白饱和度		

2. 填表说明（表 3－2）巨幼细胞性贫血骨髓象中与缺铁性贫血骨髓象中的红细胞系形态有何不同？

表 3－2　巨幼细胞性贫血与缺铁性贫血骨髓象中红细胞系形态不同点

疾病名称	巨幼细胞性贫血	缺铁性贫血
幼稚红细胞形态		
成熟红细胞形态		
核、浆发育情况		
其他		

3. 填表说明（表 3－3）巨幼细胞性贫血与红白血病、MDS 的鉴别诊断。

表 3－3　巨幼细胞性贫血与红白血病、MDS 骨髓象的鉴别诊断

疾病名称	巨幼细胞性贫血	红血病和红白血病	MDS
骨髓象中巨幼红细胞			
幼红细胞糖原染色			
病态造血			
其他			

4. 说出再生障碍性贫血和溶血性贫血的骨髓象特点。

（山东医学高等专科学校济南校区　李克勤）

第四章　红细胞膜缺陷检验

实验十七　红细胞渗透脆性试验

【目的和要求】

（1）掌握红细胞渗透脆性试验的原理。

（2）掌握红细胞渗透脆性试验的方法及注意事项。

【实验原理】

红细胞在一系列不同浓度的低渗盐水中，水分通过红细胞膜进入细胞内，导致红细胞肿胀、破裂、溶解。本实验是测定红细胞在不同浓度低渗盐水中的抵抗力，其抵抗力与细胞的表面积和体积的比值以及膜的厚度有关，比值越大，膜厚度越小，则对低渗盐水抵抗力越大，脆性越小；反之，抵抗力越小，脆性越大。不同病因引起的球形及椭圆形红细胞脆性加大。

【试剂与仪器】

（1）10g/L 氯化钠溶液。

（2）试管、吸管、试管架、离心机等。

（3）采血用具。

【方法】

本试验又称简易半定量法，为改良 Sanford 法。

1. 试管准备　取 12 只清洁试管置试管架上。

2. 加试剂　按表 4－1 分别加入 10g/L 氯化钠溶液和蒸馏水。

表 4－1　红细胞渗透脆性试验的操作

	1	2	3	4	5	6	7	8	9	10	11	12
10g/L 氯化钠（ml）	1.7	1.6	1.5	1.4	1.3	1.2	1.1	1.0	0.9	0.8	0.7	0.6
蒸馏水（ml）	0.8	0.9	1.0	1.1	1.2	1.3	1.4	1.5	1.6	1.7	1.8	1.9
氯化钠（g/L）	6.8	6.4	6.0	5.6	5.2	4.8	4.4	4.0	3.6	3.2	2.8	2.4

3. 加血液　每管加入静脉全血 1 滴，由低浓度到高浓度颠倒混匀。

4. 结果观察　室温静置 2h 后观察结果。

【结果判断】

先从高浓度观察，上层出现透明红色溶血的最高氯化钠浓度管为开始溶血管；溶液呈透明深红色、红细胞完全消失的最高氯化钠浓度管为完全溶血管。

【结果记录】

记录开始溶血管和完全溶血管 NaCl 溶液浓度。

【注意事项】

1. 需做正常对照　每次应做正常对照，被检血样与正常对照相差两管（0.4g/L）才有意义。结果不易判断时，可低速离心 1min 后再观察。

2. 防止水分蒸发　试剂必须现用现配，以免水分蒸发，改变离子浓度。

3. 防止黄疸血干扰　黄疸血结果常较难判断，可先用生理盐水洗涤 1 次后，配成 50% 的红细胞悬液再进行实验。

4. 防止溶血　所用器材必须清洁、干燥，避免引起溶血。

5. 加血液要准确　血液与 NaCl 比值为 1∶25，血液必须直接注入试剂中，不可沿着管壁滴入，注入速度要慢。

6. 防止抗凝剂干扰　以非抗凝血为最佳，（如选用抗凝剂仅能用肝素，其他抗凝剂能增加离子浓度，改变溶液渗透压，最好不用；如要使用，应先用生理盐水洗涤 1 次后，配成 50% 的红细胞悬液后才能使用）。

【参考范围】

开始溶血：4.6～3.8g/L。

完全溶血：3.2～2.8g/L。

【临床意义】

1. 脆性增加　见于遗传性球形红细胞增多症、椭圆形红细胞增多症（部分病例）、自身免疫性溶血性贫血伴球形红细胞增多症、2 型糖尿病等。

2. 脆性降低　见于缺铁性贫血（IDA）、珠蛋白生成障碍性贫血、脾切除术后、阻塞性黄疸、肝炎、肝硬化、肝癌，某些中药如当归等可明显降低红细胞脆性。

【评价】

红细胞渗透脆性试验可以作为遗传性球形红细胞增多症、珠蛋白生成障碍性贫血等溶血性疾病重要的辅助诊断方法，由于成本低、不需要用特殊仪器受到基层医院的欢迎。

在确定红细胞膜渗透脆性异常后，可采用聚丙酰胺凝胶电泳分离膜蛋白和特异性放射免疫法定量分析膜骨架蛋白，进一步确定红细胞膜异常所在，此非常规检查，但有助于深入认识本病的膜蛋白分子生物学异常。

实验十八　自身溶血及纠正试验※

【目的和要求】

（1）掌握自身溶血试验的原理。

（2）掌握自身溶血及纠正试验的方法及注意事项。

【实验原理】

先天性非球形红细胞溶血性贫血的病人红细胞内酶缺陷，葡萄糖酵解障碍，生成三磷酸腺苷（ATP）不足，不能维持钠泵，导致患者红细胞在自身的血清中经（37℃）孵育48h，会逐渐发生溶血，当加入葡萄糖或ATP，可获得不同程度的纠正。

【试剂与仪器】

（1）100g/L葡萄糖溶液（无菌）。

（2）9g/L等渗盐水（无菌）。

（3）HiCN转化液。

（4）0.4mol/L ATP生理盐水液（无菌）。

（5）试管、吸管、试管架、温育箱、电冰箱、离心机等。

（6）静脉采血用具。

【方法】

（1）抗凝管制备：取4只小试管每管加1g/L肝素0.02ml，8磅15min高压灭菌，烘干备用。

（2）抗凝血制备：取静脉血4ml，以无菌手续分别加入上述抗凝管内各1ml并混匀。

（3）加试剂并分别保存：按表4-2分别加入葡萄糖、等渗盐水和ATP，第1~3管放37℃孵育48h，第4管放冰箱（4℃）保存48h。

（4）血细胞比容测定：温育48h后，将1~3管血液分别移入比容管内测定血细胞比容。

（5）测定管：分别吸取比容管内血浆各0.2ml，分别加入HiCN转化液4.8ml，为测定管。

（6）对照管：取冰箱保存的第4管混匀血液0.1ml，加 HiCN 转化液9.9ml 使其溶血（为100%溶血对照管）（表4-2）。将余血离心沉淀，再取血浆0.2ml，加 HiCN 转化液4.8ml，为空白对照管。

（7）以540nm 波长，将上述各管比色，得 A 值，并计算各管溶血率。

表4-2 红细胞自身溶血试验及纠正试验的操作

	1管	2管	3管	4管（溶血对照管）
肝素抗凝血（ml）	1.0	1.0	1.0	1.0
100g/L 葡萄糖溶液（ml）	0.05	-	-	-
0.4mol/L ATP 生理盐水液（ml）	-	0.05	-	-
9g/L 氯化钠液（ml）	-	-	0.05	-
1、2、3管37℃孵育48h 后做血细胞比容，第4管放冰箱（4℃）保存48h				
孵育后血浆（ml）	0.2	0.2	0.2	
第4管冰箱保存血液（ml）	-	-	-	0.1
HiCN 转化液（ml）	4.8	4.8	4.8	9.9

【结果计算】

$$\text{测定管溶血率}=\frac{\text{测定管A}\times(1-\text{血细胞比容})}{\text{溶血对照管}\times 4}$$

式中，分子是将测定管“A”值乘以血浆比值；分母中乘“4”是溶血管稀释100倍，测定管稀释25倍的系数。

举例：测定管 A=0.04，溶血管 A=0.60，血细胞比容=0.40，则：

$$\text{测定管溶血率}=\frac{0.04\times(1-0.04)}{0.6\times 4}$$
$$=0.024\div 2.4$$
$$=0.01\ (1\%)$$

【结果记录】

记录各测定管吸光度，并计算溶血率。

【注意事项】

1. 做正常对照　每次应做正常对照才有意义。结果不易判断时，可低速离心后再观察。

2. 防止水分蒸发　试剂必须用前现配，以免水分蒸发，改变浓度。
3. 防止溶血　所用器材必须清洁、干燥，避免引起溶血。

【参考范围】

具体见表4－3。

表4－3　红细胞自身溶血试验及纠正试验临床参考值

	加等渗盐水	加葡萄糖	加ATP
正常人范围	0.002～0.04	0.001～0.006	0.001～0.008
遗传性球形红细胞增多症	0.06～0.30	0.002～0.14	0.01～0.06
葡萄糖－6－磷酸脱氢酶缺乏症	0.01～0.06	0.005～0.04	0.004～0.02
丙酮酸激酶缺乏症	0.08～0.44	0.04～0.48	0.002～0.02

【临床意义】

（1）正常人红细胞48h（37℃孵育），不加葡萄糖溶血应<4%，加入应<0.6%，加入ATP应<0.8%（表4－3）。
（2）遗传性球形红细胞增多症的溶血，加入葡萄糖或ATP明显纠正。
（3）G6PD缺乏症等戊糖旁路代谢缺陷的病人的溶血，加入葡萄糖或ATP均可纠正。
（4）丙酮酸激酶缺乏的溶血，加葡萄糖不能纠正，加ATP可纠正。

【评价】

本试验主要用于溶血性贫血的病因诊断，可以鉴别不同病因所致的先天性非球形红细胞溶血性贫血，是筛查和鉴别由于红细胞酶异常而产生溶血性贫血的较为灵敏的方法。

实验十九　酸化血清溶血试验

【目的和要求】

（1）掌握酸溶血试验的原理。
（2）掌握酸溶血试验的方法及注意事项。

【实验原理】

阵发性睡眠性血红蛋白尿症（PNH）病人，其红细胞膜上的糖化磷脂肌醇锚磷脂合成障碍，对补体作用敏感，在酸化（pH 6.6～6.8）的正常人血清中孵育易溶血，而正常人红细胞则无溶血，作为诊断PNH的重要依据。

【试剂与仪器】

（1）0.2mol/L盐酸溶液。

（2）9g/L 氯化钠溶液。

（3）试管、吸管、试管架、离心机、水浴箱等。

（4）静脉采血用具。

【方法】

1. 病人及正常人50%红细胞悬液制备　各取无菌9g/L 氯化钠溶液约6ml于2只离心管中，分别加病人和正常人毛细血管血数滴，颠倒混匀，离心后，弃去上清液，如此反复洗涤红细胞2次后，各加入沉淀红细胞等量的无菌9g/L 氯化钠溶液即成50%红细胞悬液。分别用于测定与做正常对照。

2. 含补体的正常人血清制备　取与病人同型或AB型血3～5ml，37℃水浴凝固后分离血清备用。

3. 不含补体的正常人血清制备　取上述血清56℃，30min灭活补体后备用。

4. 操作

（1）试管准备：取3只清洁试管置试管架上。

（2）加试剂：按表4－4分别加入血清、50%红细胞悬液与0.2mol/L 盐酸液。

（3）放置水浴：轻轻混匀，塞紧管口，置37℃水浴1h后观察结果。

表4－4　酸化溶血试验的操作

	测定管	对照管（1）	对照管（2）
正常人血清（ml）	0.5		0.5
正常人50%红细胞悬液（ml）			0.025
正常人灭活血清（ml）		0.5	
病人50%红细胞悬液（ml）	0.025	0.025	
0.2mol/L 盐酸液（ml）	0.05	0.05	0.05

【结果判断】

测定管溶血，对照管都不溶血为阳性；测定管不溶血，对照管都不溶血为阴性。

【结果记录】

观察各管是否溶血，并记录测定管及各对照管结果。

【注意事项】

1. 防止 CO_2 溢出　试验中试管必须塞紧或者加入少量无菌液状石蜡。
2. 要用脱纤维蛋白血　因抗凝剂多为钠、钾盐，易影响 pH。
3. 防止血型干扰　试验中，正常人 50% 红细胞悬液，必须用 O 型血。

【参考范围】

正常人：阴性。

【临床意义】

酸溶血试验（又称 Ham 试验）特异性高，本实验阳性主要见于 PNH。根据有缺陷的红细胞膜对补体敏感性的不同，可将阵发性睡眠性血红蛋白尿分为三型，即补体敏感型、补体中度敏感型及补体不敏感型。其中补体敏感型者，酸溶血试验为强阳性；补体中度敏感型者，酸溶血试验为弱阳性；补体不敏感型者，酸溶血试验为阴性。因此，30% 以上 PNH 患者呈阴性。

【评价】

本试验对阵发性睡眠性血红蛋白尿症（PNH）诊断特异性强，准确性较高，但灵敏度低，病情较轻者可出现假阴性。另外，患者如果多次输血，由于异常红细胞相对减少，结果可为弱阳或阴性。某些自身免疫性溶血性贫血发作严重时，本试验亦可出现阳性。

实验二十　蔗糖溶血试验

【目的和要求】

（1）掌握蔗糖溶血试验的原理。
（2）掌握蔗糖溶血试验的方法及注意事项。

【实验原理】

蔗糖溶液离子强度低，经孵育后可加强补体与膜异常的红细胞结合，使红细胞形成小孔，蔗糖进入红细胞，导致溶血。而正常红细胞不发生溶解。本试验较酸溶血试验敏感但特异性较差，可用作初步筛选。

【试剂与仪器】

（1）92.4g/L 蔗糖溶液。
（2）8.5g/L 氯化钠溶液。
（3）与病人同型或 AB 新鲜血清（提供补体）。
（4）50% 红细胞悬液，制备方法同酸溶血试验。

（5）试管、吸管、试管架、离心机、水浴箱等。
（6）采血用具。

【方法】

1. 加血清　取试管2只，每管分别加入与患者同型或AB型新鲜血清0.05ml。
2. 加试剂　在测定管中加入92.4g/L蔗糖溶液0.85ml，对照管中加入8.5g/L氯化钠溶液0.85ml。
3. 加红细胞悬液　各管分别加入50%红细胞悬液0.1ml，立即混匀，置37℃水浴30min。
4. 具体操作　见表4-5。

表4-5　蔗糖溶血试验的操作

	测定管	对照管
同型或AB型新鲜血清（ml）	0.05	0.05
92.4g/L蔗糖溶液（ml）		0.85
8.5g/L氯化钠溶液（ml）		0.85
50%红细胞悬液（ml）	0.1	0.1
	混匀，置37℃水浴30min，观察结果	

【结果判断】

（1）离心后，测定管溶血，对照管不溶血为阳性。
（2）离心后，测定管与对照管都不溶血为阴性。

【结果记录】

将测定管与对照管低速离心后，记录结果。

【注意事项】

1. 避免溶血　所用器具应清洁、干燥。
2. 代替品　如无蔗糖，葡萄糖、乳糖都可替代。
3. 防止干扰　试验中如果用病人自己的血清或不洗涤的红细胞易出现错误结果。

【参考范围】

1. 定性 阴性。
2. 定量 溶血率低于5%。

【临床意义】

（1）阵发性睡眠性血红蛋白尿症呈阳性，溶血率>10%。

（2）本试验敏感性高，部分再生障碍性贫血、遗传性球形红细胞增多症、自身免疫性溶血性贫血和巨幼细胞性贫血亦可呈轻度溶血，故本试验为阵发性睡眠性血红蛋白尿症的诊断筛选试验，结果阳性者，需再做酸溶血试验和检测红细胞 CD55、CD59 进行确证。

（3）某些粒细胞白血病、骨髓纤维化以及某些红细胞增生异常的贫血，也可出现弱阳性。

【评价】

阵发性睡眠性血红蛋白尿症（PNH）病人，其中蔗糖水溶血试验是 PNH 的筛选试验，酸溶血试验为确诊试验。对于表现为增生低下性贫血而溶血不明显者，需跟踪做动态观察，才能明确诊断。红细胞 CD55 和 CD59 测定对 PNH 诊断更有价值，但仪器昂贵，一般实验室不易做到，常需送上级医院检查。

【思考题】

1. 怎样才能做好红细胞渗透脆性试验？
2. 简述红细胞自身溶血试验及纠正试验的临床意义。
3. 怎样才能做好酸溶血试验和蔗糖溶血试验？
4. 诊断阵发性睡眠性血红蛋白尿症的实验项目有哪些？各有何特点？

（山东医学高等专科学校济南校区 李克勤）

第五章　红细胞酶缺陷检验

本章共分4个实验，主要介绍了检测G6PD缺乏症和丙酮酸激酶缺乏症的方法，实验二十一至实验二十三介绍了G6PD缺乏症的检验方法，实验二十四介绍了丙酮酸激酶缺乏症的检验方法。在检验方法的介绍中，主要讨论了测定方法的原理、材料、操作、结果判断、注意事项、临床意义和评价，并针对实验提出了相应的思考题。

实验目的和要求是掌握高铁血红蛋白还原试验和变性珠蛋白小体检查的原理、方法、注意事项、结果判断及临床意义；熟悉G6PD荧光斑点试验和丙酮酸激酶荧光斑点试验的原理、方法、注意事项、结果判断及临床意义；了解各实验方法的材料及临床评价。

实验二十一　高铁血红蛋白还原试验

【实验原理】

高铁血红蛋白还原试验（methemoglobin reduction test，MHb－RT）是在血液中加入亚硝酸盐使红细胞中的亚铁血红蛋白氧化成高铁血红蛋白，正常红细胞的G6PD催化戊糖旁路使NADP（氧化型辅酶Ⅱ）变成NADPH（还原型辅酶Ⅱ），NADPH具有还原作用，其通过递氢体亚甲蓝的作用使高铁血红蛋白（Fe^{3+}）还原成亚铁血红蛋白（Fe^{2+}）；当G6PD缺乏时，高铁血红蛋白还原率下降，甚至不能还原。通过测定标本中高铁血红蛋白含量高低，间接了解G6PD的活性。

【试剂与仪器】

1. 试剂

（1）0.18mol/L亚硝酸钠（含5%葡萄糖）溶液：亚硝酸钠1.25g，葡萄糖5g，加蒸馏水至100ml。置棕色瓶内，4℃可保存1个月。

（2）0.4mmol/L亚甲蓝溶液：取15mg亚甲蓝（含3个结晶水）加少量蒸馏水研磨后用蒸馏水溶至100ml。

（3）0.02mol/L磷酸盐缓冲液（pH7.4）：取磷酸氢二钠229.5mg，磷酸氢二钾52.2mg，加蒸馏水溶至100ml。

（4）反应液：0.18mol/L亚硝酸钠（含5%葡萄糖）溶液1份加0.4mmol/L亚甲蓝溶液1份，充分混合。

2. 仪器　分光光度计。

【方法】

1. 基本步骤 见图5－1。

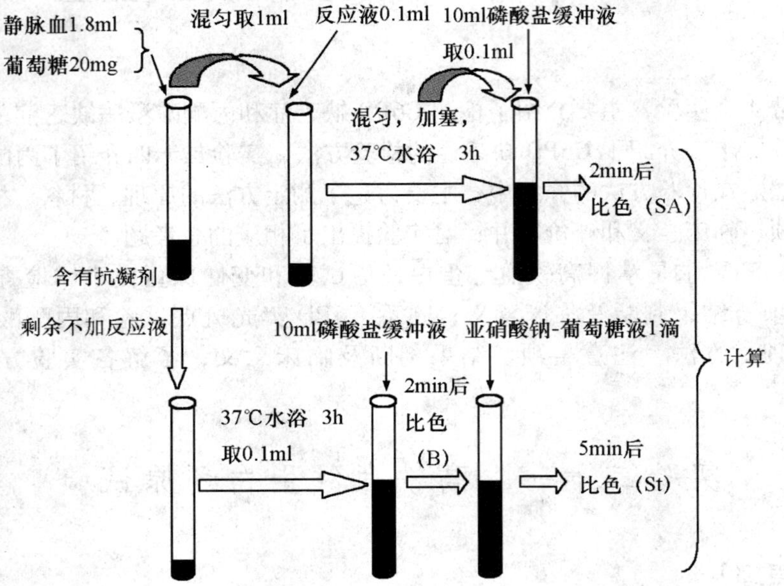

图5－1 高铁血红蛋白还原试验操作示意图

2. 操作

（1）静脉采血1.8ml，加入含有109mmol/L枸橼酸钠0.2ml的小瓶内，再加葡萄糖20mg摇匀。

（2）取血液1ml，加反应液0.1ml，颠倒混合15次，使与空气中的氧充分接触。加塞，37℃水浴（或孵箱）保温3h。同样将以上未加反应液的血标本放于37℃ 3h。

（3）取出后摇匀，取0.1ml，加入10ml磷酸盐缓冲液，混匀，2min后在波长635nm处（或红色滤光板）比色，用磷酸盐缓冲液调零，测其吸光度（SA）。

（4）另取未加反应液的血标本0.1ml，加磷酸盐缓冲液10ml混匀，2min后比色，测其吸光度（B）。再于此液中加亚硝酸钠－葡萄糖液1滴，摇匀，5min后比色，测其吸光度（St）。

（5）结果计算：高铁血红蛋白还原率（%）＝$\left(1-\frac{St-B}{S_A-B}\right)\times 100$（%）。

【结果判断】

高铁血红蛋白还原率下降时，测定管和St管（高铁血红蛋未被还原）高铁血红蛋白含量较多呈棕褐色。

【结果记录】

记录各管比色时的吸光度。

【注意事项】

（1）血细胞比容比值过低，高铁血红蛋白还原率降低。应将血细胞比容调整在0.35～0.40。

（2）细菌污染可产生亚硝酸盐而造成假阳性，试管等应无菌。

（3）试验的特异性和敏感性不很理想，不稳定血红蛋白、HbH、高脂血症等均可出现假阳性结果。可离心用上清液比色，减少影响。

（4）标本不应有凝血或溶血，以免影响测定结果。

（5）抗凝剂应选用枸橼酸钠或 ACD 液，标本可保存 1 周左右。抗凝剂比例应注意，如 ACD 量太多，pH 降低可使高铁血红蛋白还原速度减慢，出现假阳性结果。

（6）测定用的分光光度计波长应准确，一般要求 St 管应大于 B 管的 8 倍以上。

【参考范围】

正常人高铁血红蛋白还原率≥75%，脐血≥77%。

【临床意义】

G6PD 缺乏时，高铁血红蛋白还原率下降。蚕豆病和伯氨喹啉型药物溶血性贫血患者，均可出现下降的结果。G6PD 中间缺乏值（杂合子）还原率在 31%～74%之间，脐血为 41%～76%；纯合子型常在 30%以下，脐血小于 40%。

【评价】

本试验是国内应用较多的方法，此法操作简便易行，结果基本可靠；缺点是特异性稍差，可出现假阳性结果。可作为 G6PD 缺乏的过筛试验。正常人的高铁血红蛋白还原率在 78%以上，中间值 78%～41%表示 G6PD 缺乏的杂合子状态，40%及以下表示男性半合子或女性纯合子状态。

实验二十二 变性珠蛋白小体检查

【实验原理】

变性珠蛋白小体实际上是一种变性血红蛋白颗粒，一般附着于红细胞膜上，故又称血红蛋白包涵体，多发生于敏感个体服用药物或接触化学物质后，这些药物可导致 Hb 变性。G6PD 缺乏的病人血样加入乙酰苯肼于 37℃ 孵育 2 ~ 4h，乙酰苯肼可使血红蛋白氧化成高铁血红蛋白，高铁血红蛋白解离成高铁血红素和变性珠蛋白，变性珠蛋白聚合形成变性珠蛋白小体，经煌焦油蓝活体染色后，可观察到变性珠蛋白小体。

【试剂与仪器】

1. 试剂

（1）1g/L 乙酰苯肼溶液：乙酰苯肼 0. 1g 加 pH 7. 4 PBS 缓冲液 100ml。

（2）10g/L 煌焦油蓝水溶液：取 1. 2g 煌焦油蓝，溶于 109mmol/L 枸橼酸钠溶液 20ml 中，加生理盐水至 100ml，过滤后储于棕色瓶内。

2. 仪器 显微镜，水浴箱。

【方法】

1. 基本步骤 见图 5 – 2。

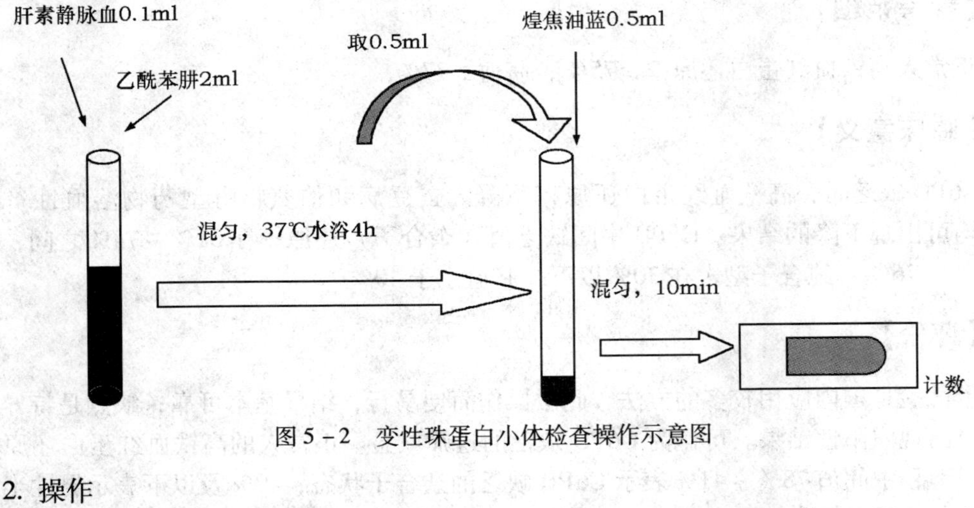

图 5 – 2 变性珠蛋白小体检查操作示意图

2. 操作

（1）取 0. 1ml 肝素抗凝血加入 2ml 乙酰苯肼溶液混匀，于 37℃ 水浴 4h。

（2）取 0. 5ml 孵育后的红细胞悬液加 0. 5ml 煌焦油蓝盐水溶液，混匀染 10min。

（3）取以上标本推片，待干燥后油镜下观察红细胞内是否有变性珠蛋白小体。

（4）计数 500 ~ 1000 个红细胞，计算含 5 个以上变性珠蛋白小体的红细胞的百分率。

（5）同时取正常人血标本按以上方法检测作为正常对照。

【结果判断】

含变性珠蛋白小体的红细胞是在红细胞内出现多个蓝紫色、大小不均、形状不规则的颗粒，颗粒分散存在，相互之间无细丝相连；阳性细胞指含5颗以上变性珠蛋白小体颗粒的红细胞。

【结果记录】

记录变性珠蛋白小体阳性红细胞的百分率。

【注意事项】

（1）乙酰苯肼液应新鲜配制。4℃保存，可用1周。

（2）变性珠蛋白小体颗粒应注意与网织红细胞的区别，后者颗粒细小，颗粒之间有细丝相连，见彩图5-1。

【参考范围】

健康人含5个以上变性珠蛋白小体的红细胞百分率为0%～28%，阳性细胞百分率大于30%有临床意义。

【临床意义】

G6PD缺乏症阳性细胞常高于45%，含有不稳定血红蛋白的患者阳性细胞多高于30%，还原型谷胱甘肽缺乏症患者阳性细胞也可增加。

【评价】

G6PD活性减低时，NADPH减少，阳性细胞增多，可作为G6PD缺乏的筛检试验，不稳定血红蛋白存在时阳性细胞也可增多，该方法特异性较差，只能作为G6PD的筛检试验，因此，对G6PD缺乏症的诊断还应做进一步的确诊试验。

实验二十三 G6PD荧光斑点试验※

【实验原理】

G6PD荧光斑点试验是根据G6PD可催化葡萄糖-6-磷酸（G6P）和$NADP^+$形成6-磷酸葡萄糖酸和NADPH，后者在紫外线照射下可发出荧光，G6PD活性越强，荧光越强。

【试剂与仪器】

1. 试剂

（1）0.01mol/L葡萄糖-6-磷酸液：3.05mg G6P钠盐溶于1ml蒸馏水。

（2）7.5mmol/L NADP液：取NADP 6mg溶于1ml蒸馏水。

（3）0.25mol/L磷酸盐缓冲液（pH 7.4）。

（4）1%皂素。

（5）反应液：G6P液1份、NADP液1份、皂素2份、磷酸盐缓冲液3份和蒸馏水3份混匀，于-20℃保存2年，-4℃保存数月。

2. 仪器 水浴箱，紫外线灯。

【方法】

1. 基本步骤 见图5-3。

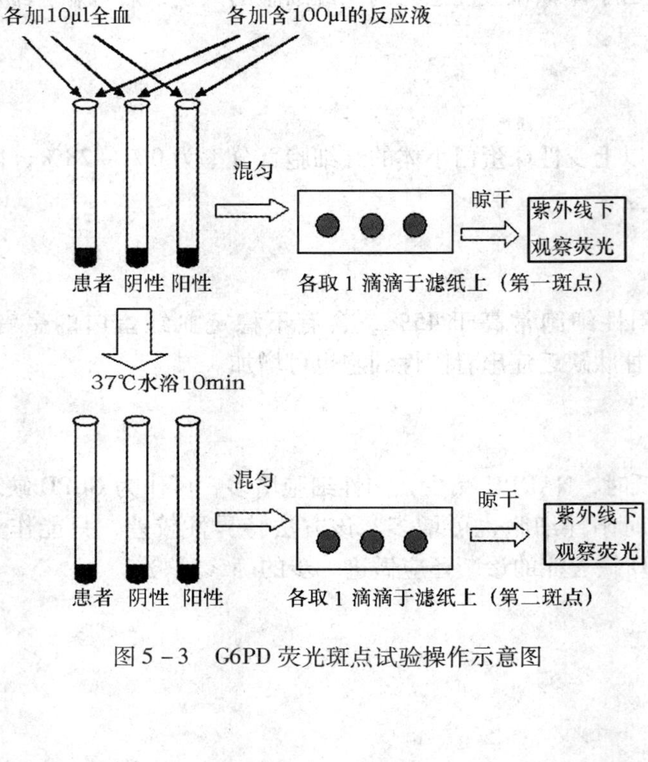

图5-3 G6PD荧光斑点试验操作示意图

2. 操作

（1）标本采集：EDTA－Na_2、ACD 或肝素抗凝全血。亦可用肝素化毛细管从手指或足跟采取末梢血液。

（2）取小试管 3 支，标明患者、正常对照、阳性对照。向各管加入 10μl 全血，再加入含 100μl 的反应液，充分混匀，取 1 小滴滴于滤纸上（第一斑点）。

（3）将上液置于 37℃水浴 10min，再取 1 小滴液滴于滤纸上（第二斑点）。

（4）晾干后，在长波紫外灯下（340nm）观察结果。

【结果判断】

10min 时，健康人第二斑点出现强荧光，G6PD 缺乏杂合子出现弱荧光，G6PD 严重缺乏者无荧光。

【结果记录】

记录荧光出现的时间。

【注意事项】

（1）每次试验应用正常标本和缺陷标本作对照。

（2）如贫血严重取血量应相应加大，或用 1 份血细胞比容加 7 份生理盐水的混悬液进行试验。

（3）为提高敏感性可在反应液中加入 1 份 8.0mmol/L GSSG。因在杂合子病例的标本中残余有 G6PD，反应后可产生少量 NADPH，GSSG 存在时可将其再氧化为 NADP。

【临床意义】

G6PD 缺乏的病人 10min 不出现荧光或仅显示弱荧光（第二斑点与第一斑点比较无明显变化）。

【评价】

本法是直接测定 NADPH 的量，有很强的特异性。G6PD 较稳定，可将吸取标本的滤纸片送检测中心等检测，适用于基层普查。

实验二十四 丙酮酸激酶荧光斑点试验※

【实验原理】

丙酮酸激酶（pyruvatekinase，PK）在二磷酸腺苷（ADP）存在的条件下催化磷酸烯醇丙酮酸（PEP）转化成丙酮酸，而丙酮酸在 LDH 作用下，转变为乳酸，同时 NADH 转变为 NAD^+。在长波紫外线照射下 NADH 有荧光，NAD^+ 无荧光，反应后荧光逐渐消失，故可根据荧光消失的时间长短，来反映 PK 的活性。

【试剂与仪器】

1. 试剂

（1）0. 15mol/L PEP 液：取 144. 3mg PEP 溶于 2ml 蒸馏水中，用 0. 2mol/L 的 NaOH 液调整 pH 至 7 ~ 8，4℃冷藏备用。

（2）0. 015mol/L NADH 液：NADH10. 5mg，溶于 1ml 蒸馏水中，并用 0. 2mol/L 的 NaOH 液调整 pH 至 7 ~ 8，4℃冷藏备用。

（3）0. 08mol/L 硫酸镁溶液：$MgSO_4 \cdot 7H_2O$ 98mg 溶于 5ml 蒸馏水中。

（4）0. 25mol/L 磷酸盐缓冲液（pH 7. 4）：取 80ml 0. 25mol/L K_2HPO_4 和 20ml 0. 25mol/L KH_2PO_4 混合，调节 pH 7. 4。

（5）0. 03mol/L ADP 液：取 ADP 二钠盐 150mg 溶于蒸馏水 5ml 中，用 0. 2mol/L NaOH 调整 pH 7 ~ 8，－20℃冻存。

（6）反应液（临用时新配）

0. 15mol/L PEP	30μl
0. 015mol/L NADH 液	0. 1ml
0. 08mol/L $MgSO_4$	0. 1ml
0. 25mol/L 磷酸盐缓冲液	50μl
0. 03mol/L ADP	0. 1ml
蒸馏水	0. 62ml

混匀备用。

2. 仪器 紫外线灯，水浴箱。

【方法】

1. 基本步骤 见图 5 -4。

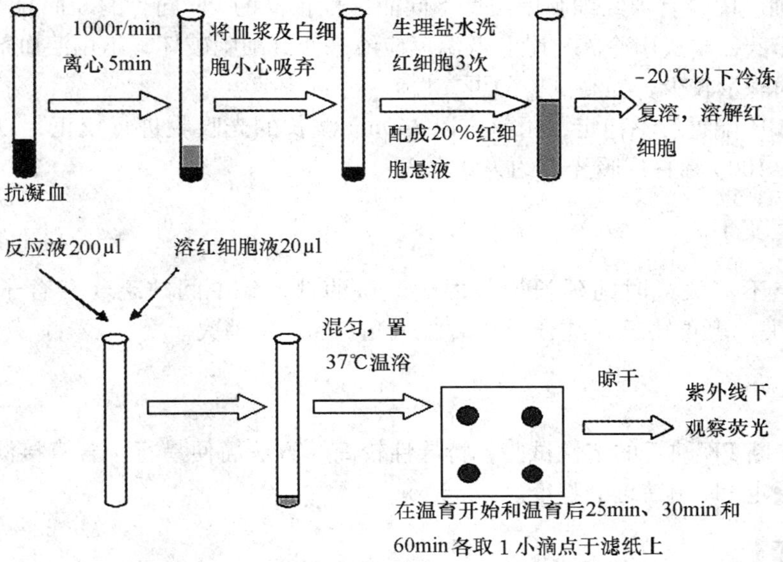

图 5-4　丙酮酸激酶荧光斑点试验操作示意图

2. 操作

（1）取抗凝血（肝素、EDTA-Na_2 或 ACD）2ml，经 1000r/min 离心沉淀 5min，将血浆及白细胞小心吸弃。用生理盐水洗红细胞 3 次，取 1 份血细胞比容用 4 份生理盐水配成 20% 红细胞悬液。

（2）配制好的红细胞悬液置于 -20℃以下冷冻，在室温中复溶，红细胞溶解。

（3）于小试管中加 200μl 反应液，再加溶红细胞液 20μl，混匀，置 37℃温浴。

（4）在温育开始和温育后 25min、30min 和 60min 各取 1 小滴点于滤纸上，晾干后，在紫外线下观察斑点的荧光。

【结果判断】

健康人标本的荧光在 25min 内消失，第一点可见明亮的荧光，第二点荧光消失。

【结果记录】

记录荧光消失的时间。

【注意事项】

（1）每次检查应用正常人血液标本作阴性对照，以利于结果观察判断。

（2）白细胞中含有与红细胞中类型不同而活性很高的PK同工酶，而且在PK缺乏症其活性也不降低，本法用冷冻复融和低温反应液来使红细胞破坏，不用溶血剂，使残存白细胞中释放的酶量较少，提高试验的可靠性。

（3）NADH配置后不稳定，用前应以340nm波长的光吸收进行校正，以上配制好的NADH液经1:1000稀释后吸光度约为0.093。

【临床意义】

荧光斑点不消失或时间延长说明丙酮酸激酶缺乏，中间缺乏（杂合子）时，荧光25～60min消失，严重缺乏（纯合子）时，荧光60min不消失。

【评价】

本法为诊断PK缺乏的定性试验，特异性较高，方法简便易行。若直接测定丙酮酸激酶活性更能确定PK酶缺乏的程度。

【思考题】

1. G6PD在红细胞内的作用是什么？
2. 高铁血红蛋白还原试验时细菌污染可产生什么影响？
3. 变性珠蛋白小体是如何产生的？
4. G6PD荧光斑点试验每次试验需要正常和缺陷者的标本对照吗？
5. 丙酮酸激酶荧光斑点试验的原理是什么？

（山东医学高等专科学校临沂校区　闫晓华）

第六章　珠蛋白异常检验

本章共分3个实验，介绍了异常珠蛋白的检验方法。在检验方法的介绍中，主要讨论了方法的原理、材料、操作、结果判断、注意事项、临床意义和评价，并针对实验提出了相应的思考题。

实验目的和要求是掌握血红蛋白电泳检测和异丙醇沉淀试验的原理、方法、注意事项、结果判断及临床意义；熟悉血红蛋白F酸洗脱试验的原理、方法、注意事项、结果判断及临床意义；了解各实验方法的材料及临床评价。

实验二十五　血红蛋白电泳

【实验原理】

血红蛋白电泳（hemoglobin electrophresis）目的是检出和确认各种正常和异常的血红蛋白。各种血红蛋白的主要差异是组成的肽链不同，因此具有不同的等电点，在一定pH的缓冲液中带有不同的电荷。在碱性缓冲液中，Hb带负电荷，电泳时向阳极泳动；反之，Hb带正电荷向阴极泳动。因此，在电场中，不同的血红蛋白所带电荷、分子量不同，其泳动速度和方向不同，经过一定时间的泳动，Hb在支持物中可形成各种区带——电泳图。对电泳出的各区带进行比色或电泳扫描，可进行各种血红蛋白的定量分析。一般最常用的是pH 8.6乙酸纤维薄膜电泳。

【试剂与仪器】

1. 缓冲液

（1）pH 8.6 TEB缓冲液：称取Tris 10.29g、EDTA 0.6g、硼酸3.2g，加蒸馏水至1000ml。

（2）硼酸盐缓冲液：称取硼砂6.87g、硼酸5.56g，加蒸馏水至1000ml。

2. 染液

（1）丽春红S染液：丽春红S 0.1g，二氯乙酸1.4g，加蒸馏水至100ml。其漂洗液为3%冰乙酸溶液。

（2）联苯胺染液：联苯胺0.1g，二氯乙酸1.4g，加入500ml缓冲液（冰乙酸1.2ml，结晶乙酸钠0.8g，加蒸馏水至500ml），混匀于4℃保存。临用时，取30ml上液再加入1滴30%过氧化氢溶液和1滴5%亚硝基铁氰化钠。其固定液为10%磺柳酸溶液。

（3）氨基黑染液：氨基黑10B 1g、磺基水杨酸10g、冰乙酸20ml，加蒸馏水至400ml。其漂洗液为乙醇45ml、冰乙酸5ml加蒸馏水至100ml。

3. 仪器　电泳仪，直流稳压电源，加样器。

【方法】

1. 基本步骤　见图6－1。

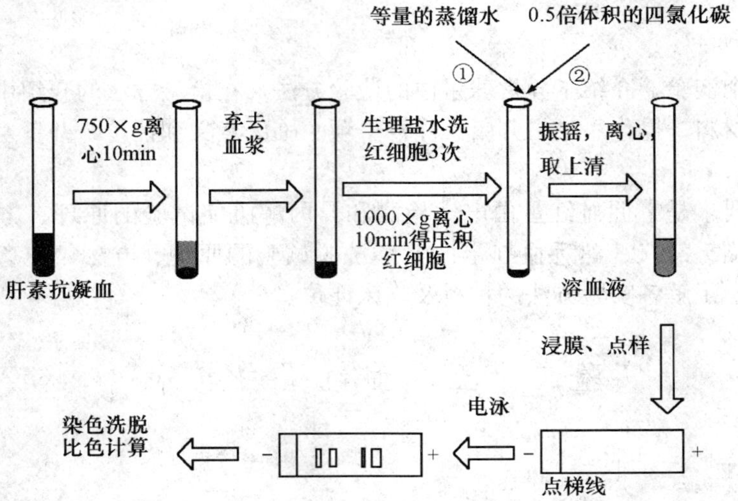

图6－1　血红蛋白电泳检测操作示意图

2. 操作

（1）异常血红蛋白液的筛选

①血红蛋白液的制备：取肝素抗凝血3ml，750×g离心10min，弃去血浆，再用生理盐水洗涤3次（500×g，5min），再1000×g离心10min，得压积红细胞。加入等量的蒸馏水充分振摇，再加入0.5倍体积的四氯化碳，用力振摇，1000×g离心20min，吸取上清液，得溶血液。

②浸膜：将冰乙酸纤维素薄膜切成3cm×8cm的条状，浸入pH 8.6 TEB缓冲液，浸透后取出，用滤纸吸去多余浸泡液。

③点样：用加样器蘸取血红蛋白液2μl，然后垂直点样于乙酸纤维素薄膜（无光泽面）距一端1.5cm处。

④电泳：将硼酸盐缓冲液作为电泳缓冲液倒入电泳槽内，将点样后的乙酸纤维素薄膜放在电泳槽架上，点样在阴极端，无光泽面向下。端电压200～250V、电泳20～30min。

⑤染色

丽春红染色：将薄膜浸入丽春红S染液中浸泡10min，移入3%冰乙酸液中漂洗至背景为无色，贴于玻片上干燥后肉眼观察。

联苯胺染色：为证实电泳出的带是否是血红蛋白带，可用联苯胺染色。将电泳后膜条用10%磺柳酸溶液固定3min，充分水洗后，浸于联苯胺显色液中，至蓝色区带清晰显现取出水洗，观察电泳结果。

（2）HbA_2 定量

①电泳：血红蛋白液的制备、浸膜、电泳同前。点样量为10μl。

②染色：将电泳好的薄膜浸入氨基黑染液中，染色约30min，移入漂洗液中浸泡漂洗，更换染液数次，至背景干净为止。

（3）洗脱：分别剪下HbA、HbA_2和与HbA_2大小相当的空白带，放入试管内，再分别加入10ml、2ml和2ml的0.4mol/L的NaOH溶液浸泡，不时轻轻振摇，待血红蛋白完全洗脱下后，混匀。

（4）比色：将以上洗脱液用空白带管调零，在波长600nm测定吸光度。

电泳后为避免染色不透的影响，可不进行染色，而直接剪下个血红蛋白区带，用蒸馏水洗脱，于415nm波长比色。

（5）计算：$HbA_2(\%) = \frac{HbA_2\text{吸光度}}{HbA_2\text{吸光度} + HbA\text{吸光度}} \times 100\%$。

【结果判断】

pH 8.6 TEB缓冲液乙酸纤维素薄膜电泳正常血红蛋白电泳区带：HbA >95%，HbF < 2%，HbA_2为1.0% ~3.1%。

【结果记录】

记录电泳结果和各管的吸光度，计算出血红蛋白的百分比。

【注意事项】

（1）电泳时间不能太长，电泳时乙酸纤维素薄膜不能变干，故应观察到HbA和HbA_2清晰分开就停止电泳，电泳时间太长区带反而扩散模糊。

（2）点样量不能太多，如血红蛋白液太多，色带易脱落或染色不透，可出现HbA相对增高的假阳性结果。

（3）避免乙酸纤维素薄膜被蛋白质污染。

（4）电流不能过大，否则血红蛋白分不开带。

（5）应同时做正常人和必要的已知异常血红蛋白的标本进行对照。

（6）染色和漂洗时间与气温有关，温度低时，时间应长一些；温度高时，时间不宜过长，以免影响结果的准确性。

【参考范围】

pH 8.6 TEB缓冲液乙酸纤维素薄膜电泳正常血红蛋白电泳区带：HbA >95%，HbF < 2%，HbA_2为1.0% ~3.1%。

【临床意义】

（1）通过与正常人的血红蛋白电泳图谱进行比较，可发现异常血红蛋白区带。如HbH、HbE、Hb Barts、HbS、HbD和HbC等血红蛋白异常疾病。

（2）通过将电泳后的各区带剪下后，将其浸入一定量的蒸馏水中，洗下血红蛋白进行比色，可计算各血红蛋白的百分含量。

（3）HbA_2 增多时，见于β珠蛋白合成障碍性贫血杂合子的重要实验室诊断指标。HbE病时也有 HbA_2 区带位置处增加，但含量较大，在10%以上。HbA_2 轻度增加还可见于肝病、肿瘤和某些血液病。

【评价】

（1）血红蛋白电泳为定性试验，可以检测各种正常和异常血红蛋白的存在和相对的含量。方法简便易行，不需特别的试剂和仪器。除对轻型β珠蛋白合成障碍性贫血的诊断有意义外，在有异常血红蛋白带出现时，可做初步估计。

（2）pH 8.6TEB缓冲液适合于检出HbA、HbA_2、HbS、HbC，但HbF不易与HbA分开，HbH与HbBarts不能分开和显示，应再选择其他缓冲液进行电泳分离。

（3）大约只有1/3的异常血红蛋白可用pH 8.6乙酸纤维薄膜电泳分离检出，其余许多异常血红蛋白在常规电泳中不能与HbA分离，故pH 8.6乙酸纤维薄膜电泳未分离出异常血红蛋白区带不能完全排除异常血红蛋白的存在，等电聚焦电泳、高效液相层析等技术可提高检出率。

实验二十六　血红蛋白F酸洗脱试验※

【实验原理】

HbF除抗碱能力强外，抗酸能力也比HbA强。因此，经固定的血涂片置酸性缓冲液中孵育，只有含HbF的红细胞不被洗脱，如用伊红染色呈鲜红色。

【试剂与仪器】

1. 试剂

（1）固定液：80%乙醇（V/V）。

（2）pH 3.3的酸性缓冲液：取0.2mol/L磷酸氢二钠（35.81g $Na_2HPO_4 \cdot 12H_2O$，溶于500ml蒸馏水）24.6ml与0.1mol/L枸橼酸（9g无水枸橼酸溶于500ml蒸馏水）75.4ml混合。

（3）伊红染液：取10g/L伊红Y溶液200ml加入30μl冰乙酸。

2. 仪器　显微镜。

【方法】

1. 基本步骤　见图6－2。

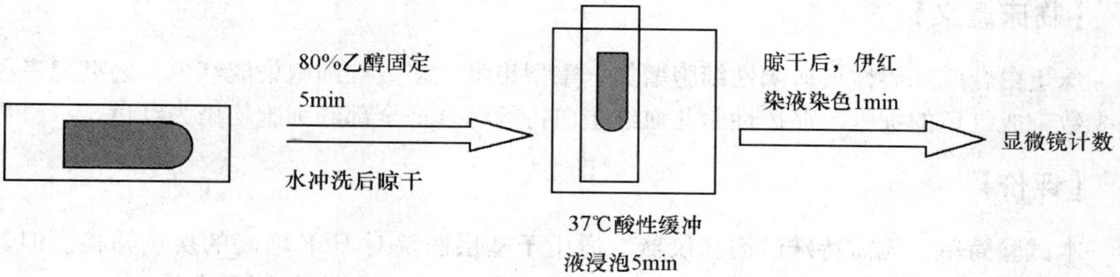

图6－2　血红蛋白F酸洗脱试验操作示意图

2. 操作

（1）固定：将制备的血涂片自然干燥，用80%乙醇固定5min，用水冲洗后晾干。

（2）酸洗：将血涂片浸于37℃酸性缓冲液中，准确浸泡5min，水冲洗后晾干。

（3）染色：用伊红染液染色1min，水洗待干后，于油镜下计数1000个红细胞，求出阳性红细胞的百分率。

【结果判断】

含有HbF的红细胞被伊红染液染成鲜红色，为阳性红细胞；仅留下淡影的红细胞为阴性红细胞。仿网织红细胞计数法，计数1000个红细胞中阳性细胞所占百分率。

【结果记录】

记录阳性红细胞的百分率。

【注意事项】

（1）标本必须用新鲜的或4℃冰箱保存3天以内的枸橼酸钠抗凝血。血涂片制成后需2h内染色，否则可出现假阳性结果。

（2）应严格掌握缓冲液的pH、酸洗脱的温度和时间，以保证测定结果的准确。

（3）如观察时不好区分白细胞与红细胞，可先用苏木素染液对白细胞进行染色。

【参考范围】

正常成人血涂片中含HbF的红细胞不超过1%；新生儿可占80%～90%，以后渐渐下降；孕妇可有轻度增加。

【临床意义】

珠蛋白合成障碍性贫血阳性细胞增加，重型患者大多数红细胞染成红色，轻型患者可见少数染成红色的细胞。遗传性胎儿血红蛋白持续综合征全部红细胞均染为红色。

【评价】

本试验简单，无需特殊试剂和仪器，适用于基层医院对 HbF 增高的疾病筛检。但其只能作为过筛试验，进一步证实应直接进行血红蛋白的分析，确定 HbF 含量。

实验二十七　异丙醇沉淀试验

【实验原理】

异丙醇沉淀试验（isopropanol test）是因不稳定血红蛋白较正常血红蛋白更容易解裂，非极性溶剂异丙醇溶液能降低血红蛋白分子内部氢键的作用，使不稳定血红蛋白的稳定性下降，比正常血红蛋白更易发生沉淀。因此，在血红蛋白液中加入异丙醇后，含有不稳定血红蛋白的溶血液很快发生混浊，并形成绒毛状沉淀。

【试剂与仪器】

1. 试剂

（1）0.1mol/L Tris：1.21g Tris 溶于少量蒸馏水中，滴加 1mol/L 盐酸溶液调节 pH 至 7.4，加蒸馏水至 100ml。

（2）17%（V/V）异丙醇缓冲液：取 17ml 异丙醇加入上述 Tris 缓冲液至 100ml，充分混匀后，加塞于 4℃冰箱保存。

2. 仪器　水浴箱。

【方法】

1. 基本步骤　见图 6－3。

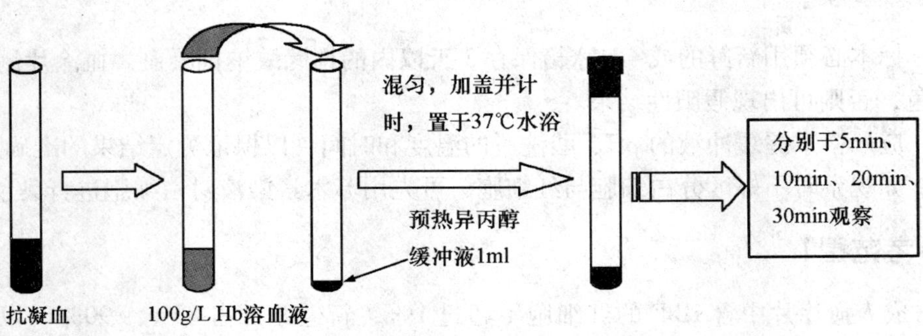

图 6－3　异丙醇沉淀试验操作示意图

2. 操作

（1）取新鲜抗凝血，制备100g/L Hb浓度的溶血液。

（2）取17%异丙醇缓冲液1ml，在37℃水浴中预热20～30min，加入有塞的试管中。

（3）加入新鲜制备的100g/L Hb浓度的溶血液0.1ml，混匀，加盖并计时，置于37℃水浴中，分别于5min、10min、20min、30min观察。

【结果判断】

5min内混浊，20min内出现大块的沉淀为强阳性（＋＋＋＋），20min内只出现混浊为弱阳性（＋），介于两者之间为（＋＋）或（＋＋＋），30min内澄清透明的为阴性（－）。

【结果记录】

记录各个测定时间点溶血液的混浊情况。

【注意事项】

（1）异丙醇溶液浓度（17%）及温度（37℃）要严格控制，pH不能低于7.2。

（2）标本要新鲜配制，因血红蛋白可氧化成高铁血红蛋白而出现假阳性。

（3）应用的溶血液为10%的溶血液，溶血液的浓度应合适，血红蛋白的浓度应小于100g/L，但如血红蛋白浓度过低可出现假阴性。

（4）每批试验可取正常人血标本和脐血标本作阴性对照和阳性对照。

【参考范围】

正常人脐带血为阳性结果，出生1个月后逐渐转为阴性，6个月后为阴性结果。

【临床意义】

（1）不稳定血红蛋白病患者试验常于5min时出现混浊，20min开始出现绒毛状沉淀。

（2）在HbF、HbH、HbE含量>4%、G6PD缺乏症、α珠蛋白合成障碍性贫血时均可出现阳性结果。

【评价】

试验结果阳性只能说明存在不稳定血红蛋白。本试验易出现假阳性，特异性较差，是不稳定血红蛋白的过筛试验。

【思考题】

1. 血红蛋白电泳的原理是什么?
2. 为保证血红蛋白电泳结果的准确，电泳时应注意哪些问题?
3. 血红蛋白 F 酸洗脱试验的原理是什么?
4. 如何判断 HbF 阳性红细胞?
5. 为什么不稳定血红蛋白遇到异丙醇试剂时易发生沉淀?

（山东医学高等专科学校临沂校区　闫晓华）

第七章　免疫性溶血性疾病检验

本章共分 2 个实验，实验二十八介绍了抗人球蛋白试验，实验二十九介绍了冷凝素抗体检查。在检验方法的介绍中，主要讨论了实验方法的原理、材料、操作、结果判断、注意事项、临床意义和评价，并针对实验提出了相应的思考题。

实验目的和要求是掌握抗人球蛋白试验的原理、方法、注意事项、结果判断及临床意义；熟悉冷凝集素试验的原理、方法、注意事项、结果判断及临床意义；了解各实验方法的材料及临床评价。

实验二十八　抗人球蛋白试验

【实验原理】

抗人球蛋白试验（Coombs 试验）用于检测自身免疫性溶血性贫血的自身抗体（IgG）。其分为检测红细胞表面有无不完全抗体的直接试验和检测血清中有无不完全抗体的间接试验。在 AIHA 的患者中，这种自身抗体能与表面有相应抗原的红细胞相结合，红细胞致敏但不发生凝集，直接试验应用抗人球蛋白抗体与红细胞表面黏附的 IgG 分子结合，因红细胞表面存在自身抗体，使红细胞聚集在一起，出现肉眼可见的凝集反应。间接试验应用 RHO（D）阳性 O 型正常人红细胞与受检血清混合孵育，如血清中存在不完全抗体，红细胞致敏，再加入抗人球蛋白血清，可出现肉眼可见的凝集反应。

【试剂与仪器】

1. 试剂

（1）受检者红细胞。

（2）正常 O 型混合压积红细胞，阳性对照压积红细胞。

（3）抗人球蛋白血清。

（4）抗 D（RHO）血清。

（5）受检者血清。

（6）AB 型血清。

（7）8.5g/L 氯化钠溶液。

2. 仪器　离心机、水浴箱、吸管、试管。

【方法】

1. 基本步骤

（1）直接试验：见图 7－1。

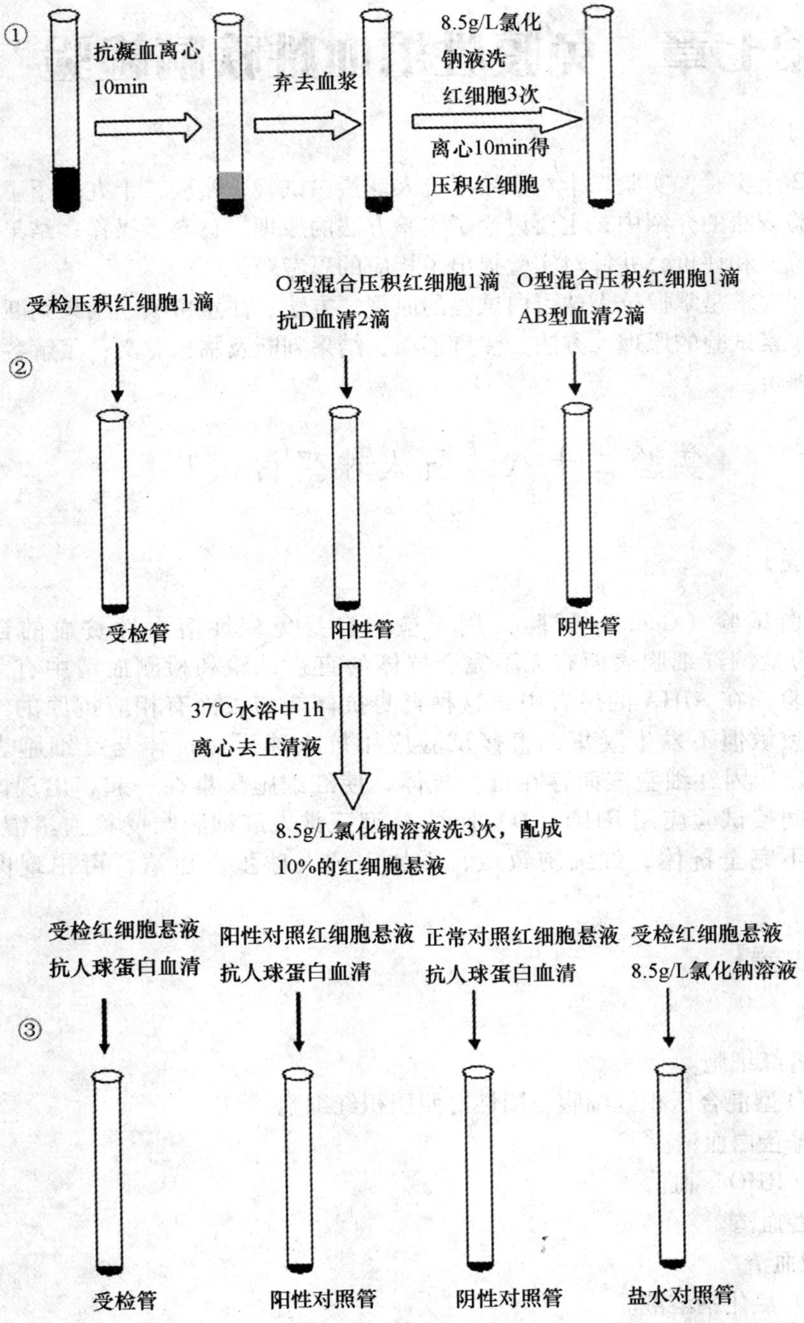

图 7－1　抗人球蛋白直接试验操作示意图

（2）间接试验：见图 7－2。

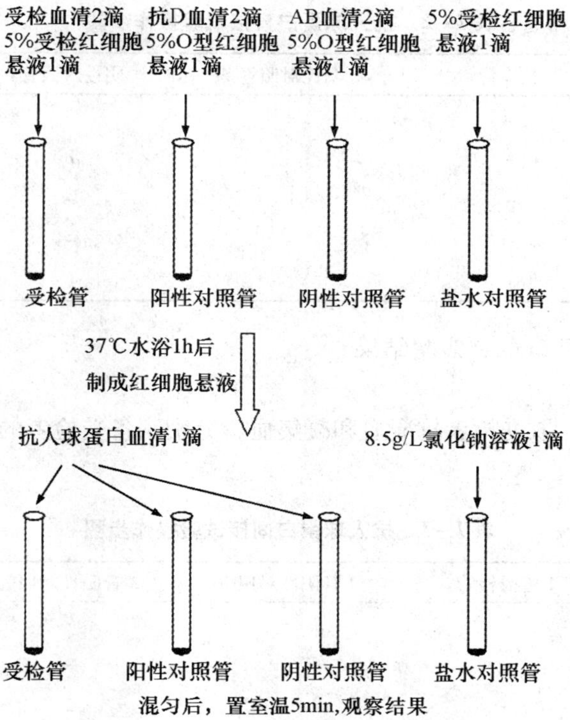

图 7－2　抗人球蛋白间接试验操作示意图

2. 操作

（1）直接试验

①压积红细胞制备：取受检者抗凝血 2ml，离心去血浆，用大量 8.5g/L 氯化钠溶液洗涤 3 次，离心得压积红细胞。

②阳、阴性对照红细胞悬液的制备：如表 7－1。

表 7－1　各类红细胞悬液的制备

反应物（滴）	受检管	阳性对照管	阴性对照管
受检压积红细胞	1	－	－
O 型混合压积红细胞	－	1	1
抗 D 血清	－	2	－
AB 型血清	－	－	2

将以上各管混匀置 37℃ 水浴中 1h，离心去上清液，用大量 8.5g/L 氯化钠溶液洗 3 次，取红细胞加生理盐水配成 10% 的红细胞悬液。

③取小试管 4 支，按表 7－2 操作。

表 7-2　抗人球蛋白直接试验操作步骤

反应物（滴）	受检管	阳性对照管	阴性对照管	盐水对照
受检红细胞悬液	1	-	-	1
正常对照红细胞悬液	-	-	1	-
阳性对照红细胞悬液	-	1	-	-
8.5g/L 氯化钠溶液	-	-	-	1
抗人球蛋白血清	1	1	1	-

④混匀后，置室温 5min，观察结果。

（2）间接试验

①受检标本制备：取受检者抗凝血和凝集血，分别制备受检者的压积红细胞和血清。

②按表 7-3 操作。

表 7-3　抗人球蛋白间接试验操作步骤

反应物（滴）	1 管受检管	2 管阳性对照管	3 管阴性对照管	4 管盐水对照
受检血清	2	-	-	-
抗 D 血清	-	2	-	-
AB 型血清	-	-	2	-
5% 受检红细胞悬液	1	-	-	1
5% O 型红细胞悬液	-	1	1	-

③混匀各管 37℃水浴 1h，用 8.5g/L 氯化钠溶液洗涤 3 次，离心弃去上清液，每管仅剩 1 滴血红细胞悬液。

④ 1～3 管加抗人球蛋白血清 1 滴，4 管加 8.5g/L 氯化钠溶液 1 滴，混匀后，室温 5min 观察结果，或低速离心后观察结果。

【结果判断】

1. 直接试验　如阴性对照不出现凝集，而阳性对照及被检红细胞出现凝集，即阳性结果，表示被检红细胞膜上有不完全抗体。无凝集者为阴性。

2. 间接试验　若对照全相符，再看待检管结果，若出现凝集为阳性，提示待检血清中有不完全抗体，则该试验阳性；无凝集为阴性，则表示待检血清中无不完全抗体，则该试验阴性。

【结果记录】

记录各管红细胞凝集情况。

【注意事项】

（1）本试验必须设阳性对照、阴性对照、盐水对照。若阳性对照不凝集，说明抗 D 血清失效或抗人球蛋白血清失效，应更换试剂；若阴性对照出现凝集，可能由于抗人球蛋白血清中含有残余种属抗体，或被细菌污染；若盐水对照出现凝集，可能由于存在完全抗体或其他原因引起的自凝现象，本试验失去意义，不能判断结果。

（2）红细胞应充分洗涤，除去吸附的血浆球蛋白，以免中和抗人球蛋白而出现假阴性结果。

（3）尽量用温和的 8.5g/L 氯化钠溶液进行试验，以利于消除高浓度冷抗体的影响，而不致出现假阳性。

（4）血液标本要当天检查，因弱抗体置室温放置 24h 后反应减弱。

（5）用枸橼酸钠、EDTA－Na_2 或肝素抗凝对强抗体无明显影响，对弱抗体则有抑制作用，故用去纤维蛋白抗凝方法为好。

（6）如需了解在体内致敏红细胞的 Ig 类型，则可分别以抗 IgG、抗 IgM 或抗 C3 单价抗人球蛋白血清进行试验。

【参考范围】

健康人直接抗人球蛋白试验和间接抗人球蛋白试验都呈阴性。

【临床意义】

自身免疫性溶血性贫血、冷凝集素综合征、新生儿同种免疫性溶血、阵发性冷性血红蛋白尿症、药物性免疫性溶血等直接抗人球蛋白试验呈阳性，当抗体与红细胞结合后，有过剩抗体时直接和间接试验均为阳性。

【评价】

（1）抗人球蛋白试验以直接试验最常用。

（2）抗体量对试验影响较大，因此抗人球蛋白血清最好用不同批号混合血清做试验。本试验特异性强，但灵敏度较低，有时不完全抗体效价较低时，可出现假阴性。

（3）若无抗人球蛋白试剂时，可做聚凝胺试验，也可检查血清（浆）中不完全抗体的存在，具体操作见交叉配血试验。

实验二十九　冷凝集素试验※

【实验原理】

冷凝集素综合征患者血清中的冷凝集素能与自身红细胞、O 型红细胞或与受检者同型红细胞在低温下发生凝集现象。凝集反应的高峰在 0～4℃，当温度回升至 37℃时，凝集消失。

【试剂与仪器】

1. 试剂

（1）受检者血清。

（2）20%红细胞悬液：正常 O 型或与受检者同型红细胞，经生理盐水洗涤 3 次，配成 20%红细胞悬液。

（3）8.5g/L 氯化钠溶液。

2. 仪器　离心机，37℃ 水浴箱，试管，吸管，试管架。

【方法】

1. 基本步骤　见图 7－3。

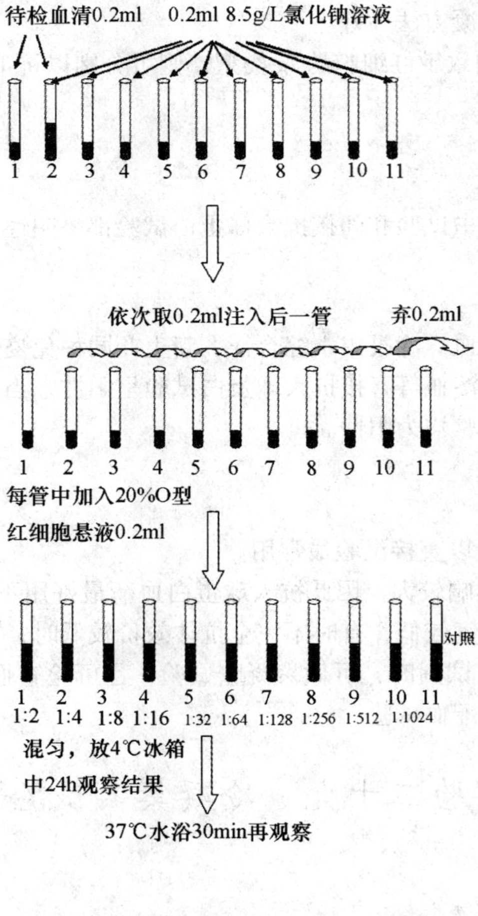

图 7－3　冷凝集素试验操作示意图

2. 操作

（1）取11支小试管置于试管架上，第2～11管各加0.2ml 8.5g/L氯化钠溶液。

（2）取待检血清0.2ml加入第1～2管内，混匀后，从第2管吸出0.2ml到第3管，如此对倍稀释到第10管，弃0.2ml，第11管为对照管。

（3）每管中加入20% O型红细胞悬液0.2ml，如此从第1管至第10管的稀释倍数为1∶2、1∶4至1∶1024。

（4）混匀，放4℃冰箱中24h，取出观察结果后，将试管放入37℃水浴30min再观察。

【结果判断】

在4℃时出现凝集现象，放入37℃水浴30min后凝集现象消失者为阳性。出现凝集的血清最高稀释度的倒数为凝集效价。

【结果记录】

记录各试管的凝集情况。

【注意事项】

（1）未分离血清的患者血标本不可放冰箱内，若室温低于20℃时，标本应放37℃环境中保存，以免冷凝集素被红细胞吸收而成假阴性结果。

（2）分离之血清应尽可能于当日进行试验，以免长时间冷藏而致冷凝集素消失。

【参考范围】

正常人血清冷凝集素效价（4℃）≤1∶32。

【临床意义】

（1）冷凝集素综合征患者阳性，其效价多高达256以上。

（2）淋巴瘤、支原体肺炎、疟疾、流行性感冒、传染性单核细胞增多症等可引起冷凝集素效价继发性增高。

【评价】

此试验不需特殊仪器设备，操作简单，但操作需熟练、准确。

【思考题】

1. 抗人球蛋白试验的原理是什么?
2. 哪些因素会导致 Coombs 试验结果出现假阴性?
3. 冷凝集反应的温度特点是什么?

（山东医学高等专科学校临沂校区　闫晓华）

第八章　传染性单核细胞增多症检验

实验三十　血片异形淋巴细胞观察

【目的和要求】

掌握异形淋巴细胞的分型及形态特点。

【实验原理】

传染性单核细胞增多症血象中淋巴细胞比例增高，且出现大量异形淋巴细胞，当异形淋巴细胞 >10% 时，有重要的诊断价值。

【试剂与仪器】

1. 试剂

（1）香柏油。

（2）醇醚混合液。

（3）擦镜纸。

2. 仪器　光学显微镜。

3. 标本　传染性单核细胞增多症患者的血涂片。

【方法】

按照细胞学检查方法和步骤进行细胞形态学检查。异形淋巴细胞见彩图 8－1。

【结果判断】

异形淋巴细胞形态变化多样，根据 Downey 将异形淋巴细胞分为三型，具体三型特点见表 8－1。

表 8－1　异形淋巴细胞形态特点

	Ⅰ型（浆细胞型或泡沫型）	Ⅱ型（单核细胞型或不规则型）	Ⅲ型（幼淋巴细胞型或幼稚型）
胞体	和正常淋巴细胞大小相似或稍大、大小不一	细胞大小较Ⅰ型大，大小一致，形态不规则，呈圆形、椭圆形或不规则形	细胞大小较Ⅰ型大，大小不一

续表

	Ⅰ型（浆细胞型或泡沫型）	Ⅱ型（单核细胞型或不规则型）	Ⅲ型（幼淋巴细胞型或幼稚型）
胞核	核偏位，椭圆或肾形，染色质粗糙，呈粗网状或成堆排列	呈圆形、椭圆形或不规则形，染色质较Ⅰ型细致，呈网状	核圆形或卵圆形，染色质细致、均匀，呈网状排列，无浓集现象，可见1~2个核仁
胞质	胞质少，强嗜碱性，呈深蓝色，含有大小不等的空泡或呈泡沫状，颗粒无或少量	胞质丰富，浅蓝色，无空泡，可有少量嗜天青颗粒	胞质呈蓝色，一般无颗粒，可有分布均匀的小空泡

【结果记录】

分类白细胞100~200只，求出异形淋巴细胞的百分率，同时对观察到的异形淋巴细胞进行绘图。

【注意事项】

（1）异形淋巴细胞易被误认为原始、幼稚淋巴细胞或其他系的原始、幼稚细胞，应该注意这些细胞之间的鉴别。

（2）有些异形淋巴细胞其形态介于三型之间，呈过渡阶段，不易分型，可统称为异形淋巴细胞。

（3）传染性单核细胞增多症的细胞形态学改变主要表现在血象，而骨髓象无明显变化，因此，血片检查比骨髓片更为重要。

【参考范围】

正常骨髓片和血片中无异形淋巴细胞。

【临床意义】

1. 血象中异形淋巴细胞观察对传染性单核细胞增多症有重要价值　传染性单核细胞增多症时白细胞计数正常或增加，多在$20\times10^9/L$以下，少数白细胞计数可减低；疾病早期中性分叶核粒细胞增多，中后期淋巴细胞增多，占60%~97%，并伴异形淋巴细胞增多，发病第7~10天异形淋巴细胞达高峰，当超过10%有诊断价值。红细胞、血小板一般正常。

2. 注意传染性单核细胞增多症与急性淋巴细胞白血病的鉴别　两者外周血淋巴细胞

均可增多，但急性淋巴细胞白血病是原始淋巴细胞增多，同时骨髓象中有大量原始淋巴细胞增生，比例≥30%；而传染性单核细胞增多症为异形淋巴细胞增多，骨髓象没有原始淋巴细胞增多，表现基本正常。

【评价】

（1）传染性单核细胞增多症只通过骨髓片和血片检查，不能作出肯定性诊断，但结合血清学检查和临床资料可作出提示性诊断。

（2）异形淋巴细胞不仅存在传染性单核细胞增多症患者的血象中，由其他病毒（巨细胞病毒、人类免疫缺陷病毒、单纯疱疹病毒、风疹病毒、肝炎病毒等）、某些细菌、原虫等感染也可引起外周血中出现异形淋巴细胞，需要进一步进行嗜异性凝集试验进行鉴别。

实验三十一　嗜异性凝集试验※

【目的和要求】

掌握嗜异性凝集试验的原理、方法、注意事项和临床意义。

【实验原理】

传染性单核细胞增多症患者血清中产生嗜异性抗体，能与绵羊红细胞或马红细胞发生凝集，故称血清嗜异性凝集试验。本试验是非特异性的，少数正常人、注射马血清或患血清病后的患者也可呈阳性反应。为区别正常人或其他疾病所引起的嗜异性凝集，可进一步做牛红细胞和豚鼠肾吸收试验。

【试剂与仪器】

1. 试剂

（1）1%羊红细胞盐水悬液。

（2）9g/L 氯化钠溶液（生理盐水）。

2. 器材

（1）试管。

（2）试管架。

（3）加样器。

（4）37℃水浴箱等。

【方法】

（1）采血分离血清：静脉采血 2ml，37℃水浴 30min，离心，分离血清。

（2）血清灭活补体：血清经 56℃30min 或 60℃3min 加温灭活补体。

（3）排列 10 支小试管于试管架上并编号，在第 1 管中加入 9g/L 氯化钠溶液 0.8ml，其余每管0.5ml。再在第1管中加入病人血清0.2ml混匀。取第1管混合液0.5ml加入第2管，如此稀释至第9管，弃去0.5ml，最后一管不加血清作为对照。然后，每管加入1%羊红细胞悬液0.5ml。具体操作见表8－2。

（4）依次摇匀各管，置37℃水浴箱2h。

（5）观察结果：小心取出各管，避免震动，观察试管内的凝集情况。

表8－2　嗜异性凝集试验的操作

试管	1	2	3	4	5	6	7	8	9	10	
9g/L氯化钠溶液	0.8	0.5	0.5	0.5	0.5	0.5	0.5	0.5	0.5	0.5	
病人血清	0.2(0.5)	0.5	0.5	0.5	0.5	0.5	0.5	0.5	0.5		弃去0.5
1%羊红细胞	0.5	0.5	0.5	0.5	0.5	0.5	0.5	0.5	0.5	0.5	
血清稀释倍数	1:10	1:20	1:40	1:80	1:160	1:320	1:640	1:1280	1:2560	对照	

【结果记录】

血清最高稀释仍显凝集管的稀释倍数即为凝集效价。

【注意事项】

（1）观察结果是应从高稀释浓度向低稀释浓度观察，避免摇动，并在明亮处观察。

（2）1%羊红细胞悬液必须新鲜配置。

【参考范围】

凝集效价低于1:80，被豚鼠肾吸收的血清完全吸收，被牛红细胞吸收的血清部分吸收。

【临床意义】

（1）正常人凝集效价常低于1:80，但在某些疾病中亦可稍高，因此，一般认为凝集价须高于1:160才能支持传染性单核细胞增多症的诊断。

（2）传染性单核细胞增多症患者血清中的凝集素不被豚鼠肾吸收或仅部分吸收，而被牛红细胞全部吸收。

吸收试验的方法是：取20%豚鼠肾悬液1ml及20%经盐水洗涤过的牛红细胞悬液1ml，分别与0.2ml已灭活的病人血清混合，置室温1h（经常混摇）。然后离心沉淀，取上清液（已稀释6倍）同上法稀释血清、加羊红细胞悬液，摇匀，置37℃水浴2h，观察结果。实验结果见表8-3。

表8-3　嗜异性凝集试验的鉴别

	未经吸收的血清	经豚鼠肾吸收的血清	经牛红细胞吸收的血清
传染性单核细胞增多症	+++	++	-
血清病	+++	-	-
正常血清	+	-	±

注：+++、++、+：表示凝集效价的高低；++：表示滴度下降小于原效价25%；-：表示完全吸收；±：表示有时不完全除去。

【评价】

传染性单核细胞增多症患者的嗜异性凝集试验阳性率可达80%~90%，且特异性高，能够将传染性单核细胞增多症和其他疾病进行鉴别，本试验和鉴别实验操作相对繁琐，且耗时较长，但不需要特殊仪器，仍被广泛应用。目前临床上有单点试验，其操作简单，试验时间短。

【思考题】

传染性单核细胞增多症主要是根据血片形态特征诊断，骨髓片改变不典型，但为什么还要进行骨髓象检查？

（湖南怀化医学高等专科学校　王　林）

第九章　白血病骨髓象检验

实验三十二　ANLL－M_1 型、M_2 型骨髓象观察

【目的和要求】

（1）掌握 ANLL－M_1 型、M_2 型的骨髓象特点。

（2）掌握 ANLL－M_1 型、M_2 型的分型标准。

【实验原理】

ANLL－M_1 型和 ANLL－M_{2a} 型时，骨髓中原始粒细胞明显增生，比例增高；而 ANLL－M_{2b} 型骨髓象中异常中性中幼粒细胞明显增生，其余各系细胞增生相对受抑制。通过骨髓涂片检查，观察原始粒细胞和异常中性中幼粒细胞形态、数量，以诊断 ANLL－M_1 型、M_{2a} 型和 M_{2b} 型。

【试剂与仪器】

1. 试剂与仪器　香柏油、二甲苯（或乙醚）、擦镜纸、显微镜。
2. 骨髓标本　ANLL－M_1 型和 ANLL－M_2 型急性白血病患者的骨髓片。

【方法】

1. 基本步骤

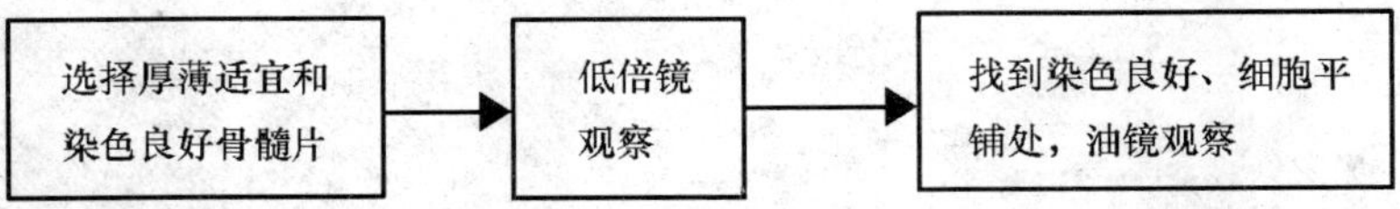

2. 操作

（1）观察骨髓片有无骨髓小粒、脂肪滴，低倍镜观察涂片染色、细胞增生情况、有无大而异常的细胞。

（2）低倍镜观察骨髓有核细胞的增生程度，并进行判断分级。

（3）选取成熟红细胞平铺位置（红细胞无重叠区域），按城墙式迂回方式用油镜观察细胞形态，并分类 200 个及以上有核细胞。

（4）对全片进行巨核细胞计数，按城墙式迂回方式对其中 50 个巨核细胞用油镜进行分类计数，并判断巨核细胞的产血小板功能。

【结果判断】

1. M_1 型骨髓象特点　骨髓有核细胞增生极度活跃或明显活跃，以原始粒细胞为主。骨髓中Ⅰ型＋Ⅱ型原始粒细胞≥90%（NEC），此类细胞：胞体外形规则，呈圆形或椭圆形；胞质量少，呈淡蓝色，部分细胞的胞质内可见少许细小的嗜苯胺蓝颗粒；胞核圆形或椭圆形，核染色质呈细沙状，核仁2～5个，多数较清晰。早幼粒细胞少见，中幼粒细胞及以下各阶段细胞罕见或不见。少数病例白血病细胞内可见Auer小体，细胞核分裂象较多见。红细胞系及巨核细胞明显减少，巨核细胞产血小板功能差。淋巴细胞减少。细胞形态见彩图9－1。

2. M_{2a} 型骨髓象特点　骨髓有核细胞增生极度活跃或明显活跃，以原始粒细胞为主。原始粒细胞Ⅰ＋Ⅱ型≥30%、<90%（NEC），细胞形态与大小同 M_1 型，Auer小体较 M_1 型患者易见。早幼粒细胞及以下阶段细胞>10%，单核细胞<20%。此型白血病细胞的特征是形态变异及"老浆幼核"的核浆发育不平衡，表现为细胞大小异常、形态多变。部分病例可伴有嗜碱粒细胞增多。红细胞系及巨核细胞增生相对受抑制，巨核细胞产血小板功能差。细胞形态见彩图9－2。

3. M_{2b} 型骨髓象特点　骨髓有核细胞增生明显活跃或极度活跃，以形态异常的中性中幼粒细胞增生为主≥30%（NEC），该类细胞有明显的"核幼浆老"的发育不平衡现象，核形不规则，部分可见扭曲折叠状，染色质细致、疏松，核仁尤其明显；胞质量丰富，呈现弥漫橘黄色或嗜碱性，可见细小粉红色中性颗粒。M_{2b} 型患者细胞易见Auer小体，嗜酸性细胞明显增多。红细胞系及巨核细胞相对受抑制。细胞形态见彩图9－3。

【结果记录】

主要记录有核细胞和巨核细胞分类情况、白血病细胞形态特点、增生程度等；并计算各系、各阶段细胞百分比和粒/红比值，描述骨髓象特点。

【注意事项】

（1）观察细胞须选取细胞呈单个排列的区域进行分类计数，否则细胞形态不易观察，同时必须严格按城墙式迂回方式计数，以免出现重复或遗漏细胞分类，造成分类不准确。

（2）注意原始粒细胞与原始单核细胞、原始淋巴细胞的形态学区别。原始粒细胞特点：胞体外形较规则，胞浆量尚丰富，呈淡蓝色，Ⅱ型原始粒细胞胞质内可见少许嗜苯胺蓝颗粒（常<20颗）；胞核圆形或椭圆形，核染色质细致、均匀，呈细沙状，核仁明显，2～5个。

（3）注意异常中幼粒细胞与幼稚单核细胞的形态学区别。异常中性中幼粒细胞特点：胞体大小约10～20μm，外形较规则，胞核染色质细致，有明显核仁；胞质发育良好，特异性颗粒多而非特异性颗粒较少，有明显“核老浆幼”的发育不平衡现象。

【参考范围】

正常人骨髓象中原始粒细胞比例<2%，无异常中幼粒细胞。

【临床意义】

原始粒细胞在骨髓内增多并达到一定比例是诊断ANLL－M_1型、M_{2a}型重要的形态学依据，异常中性中幼粒细胞增多也是诊断ANLL－M_{2b}型重要的形态学依据。通过形态学观察与准确分类计数，根据原始粒细胞或异常中性中幼粒细胞的比例，并结合患者临床特征，有利于对ANLL－M_1型、M_2型的诊断、治疗以及对疗效和病情变化的观察。

【评价】

（1）骨髓细胞形态学检查仍是目前诊断各种白血病重要的可靠证据。对原始粒细胞和异常中性中幼粒细胞形态的确认，以及原始粒细胞和异常中性粒细胞在有核细胞中所占的比例是诊断ANLL－M_1型、M_2型的重要依据。在这里要特别注意原始粒细胞与原始单核细胞、原始淋巴细胞在形态学上区别，同时还应结合其他检查来区别这三种原始细胞，原始粒细胞具有下列特点：

①细胞化学染色：过氧化物酶染色（＋）、氯醋酸AS－D萘酚酯酶染色（＋）及碱性α－丁酸萘酚酯酶染色（－）。

②免疫标志：HLA－DR（＋）、CD34（＋）、CD33（＋）、MPO（＋）。

（2）约90%的ANLL－M_{2b}型有t（8；21）（q22；q22）的染色体易位，这种易位导致AML_1基因重排，是M_{2b}型的基因标志。

实验三十三 ANLL－M_3型、M_4型骨髓象观察

【目的和要求】

（1）掌握ANLL－M_3型、M_4型的骨髓象特点。
（2）掌握ANLL－M_3型、M_4型的分型标准。

【实验原理】

在ANLL－M_3型时，骨髓颗粒异常增多的早幼粒细胞明显增生，比例增高。ANLL－M_4型则以粒细胞系、单核细胞系同时恶性增生，比例增高。通过骨髓涂片检查，观察异常早幼粒细胞和粒细胞系、单核细胞系异常增生情况，以诊断ANLL－M_3型和M_4型。

【试剂与仪器】

1. 试剂与仪器 香柏油、二甲苯（或乙醚）、擦镜纸、显微镜。

2. 骨髓标本 ANLL－M_3 型或 ANLL－M_4 型急性白血病患者的骨髓片。

【方法】

1. 基本步骤 见“第九章 实验三十二”。

2. 操作

（1）观察骨髓片有无骨髓小粒、脂肪滴，低倍镜观察涂片染色、细胞增生情况、有无大而异常细胞。

（2）低倍镜观察骨髓有核细胞的增生程度，并进行判断分级。

（3）选取成熟红细胞平铺位置（红细胞无重叠区域），按城墙式迂回方式用油镜观察细胞形态，并分类200个及以上有核细胞。

（4）对全片进行巨核细胞计数，按城墙式迂回方式对其中50个巨核细胞，用油镜进行分类计数，判断巨核细胞的产血小板功能。

【结果判断】

1. M_3 型骨髓象特点 以颗粒增多的异常早幼粒细胞增生为主，占30%～90%（NEC）。该类细胞胞体外形不规则，胞体体积较大，胞核呈类圆形或肾形，可有扭曲、折叠、凹陷现象，染色质粗细不等，核仁常因密集的嗜苯胺蓝颗粒遮盖而不清晰；胞质中含有大量紫红色颗粒，Auer小体易见，有时多根Auer小体形成特有的柴捆状，称为“柴捆状细胞”。根据颗粒粗细不同，又可分为两个亚型：M_{3a} 型和 M_{3b} 型。细胞形态见彩图9－4、彩图9－5。

2. M_4 型骨髓象特点 根据粒细胞、单核细胞两系统细胞增生程度的不同又可分为4种亚型。

（1）M_{4a}：患者骨髓中以原始粒细胞及早幼粒细胞增生为主，原始、幼稚单核细胞和单核细胞≥20%（NEC）。细胞形态见彩图9－6。

（2）M_{4b}：骨髓中以原始、幼稚单核细胞增生为主，原始粒细胞和早幼粒细胞≥20%（NEC）。

（3）M_{4c}：原始细胞既具有粒细胞系又具有单核细胞系特征者≥30%（NEC）。

（4）M_{4Eo}：除兼有上述特点外，嗜酸粒细胞占5%～30%甚至更多，胞质中嗜酸颗粒粗大而圆，着色较深，并伴有较多颗粒粗大而不规则的嗜碱颗粒。

【结果记录】

主要记录有核细胞和巨核细胞分类情况、白血病细胞形态特点、增生程度等；并计算各系、各阶段细胞百分比和粒/红比值，描述骨髓象特点。

【注意事项】

（1）M_3 型的早幼粒细胞应与其他因感染、粒细胞缺乏症引起的大或巨大早幼粒细胞相鉴别：白血病的颗粒过多早幼粒细胞其颗粒为紫红色，密集，酷似胞核或细小浅紫红色一片，且往往有胞体和胞核的形状改变。

（2）M_4 型的白血病应注意是粒细胞系、单核细胞系同时受累，骨髓中原始细胞≥30%，粒细胞系细胞总和＞30%和＜80%（NEC），单核细胞系细胞＞20%和＜80%（NEC）。其次，浆细胞常增多。M_{4Eo} 型除符合上述标准外，还有嗜酸粒细胞增多，常≥5%（NEC）。

【参考范围】

正常人骨髓象中原始粒细胞比例＜2%，早幼粒细胞＜5%，基本上无原始单核细胞和幼稚单核细胞，单核细胞＜5%。

【临床意义】

颗粒异常增多的早幼粒细胞在骨髓内增多并达到一定比例是诊断 ANLL－M_3 型重要的形态学依据；骨髓象中以粒细胞系和单核细胞系同时增生为主，原始粒细胞Ⅰ型＋Ⅱ型或原始幼稚单核细胞增多是诊断 ANLL－M_4 型重要的形态学依据。本试验的形态学观察与准确计数，并结合临床，有利于对患者病情的诊断，给临床医生用药与病情的观察有直接指导作用。

【评价】

（1）典型的 ANLL－M_3 型，在骨髓中出现有明显形态特征的异常早幼粒细胞，诊断相对较容易，此类细胞特点：胞体较大，外形不规则，可呈花瓣样突起；胞质内有粗大的嗜苯胺蓝颗粒，围绕细胞核，甚至将核掩盖，出现内、外胞质。但 M_{3b} 型的细胞形态不典型，如胞核可出现扭曲、折叠现象，胞质颗粒为细小紫红色嗜苯胺蓝颗粒等，要与 M_{5b} 型加以区别。M_{3b} 型特点：常用细胞化学染色 POX、SB、AS－D－CE 染色均呈阳性或强阳性反应；免疫学检验：HLA－DR（－）、CD34（－）、CD33（＋）、CD13（＋）；染色体及分子生物学检验：70%～90%的患者，可出现染色体易位 t（15；17）和 PML/RARα 融合基因。

（2）M_4 型白血病是一种由于粒细胞和单核细胞两个系统同时发生恶性增生的急性白血病，白血病细胞分别或同时具有粒细胞系、单核细胞系形态学特征。

①细胞化学染色：POX 和 SB 染色：原始单核细胞和幼稚单核细胞呈阴性或弱阳性反应，而幼粒细胞呈阳性或强阳性反应，以此可与 M_2 型、M_3 型等做初步鉴别。另外，碱性 α－丁酸萘酚酯酶染色：原始和幼稚细胞呈阳性反应，其中原粒细胞不被氟化钠抑制，而原始单核细胞可被氟化钠抑制。

②免疫学检验：HLA－DR（＋）、CD33（＋）、CD13（＋）、CD14（＋）。

③染色体及分子生物学：常累及11号染色体长臂的异常，以t（9；11）（P^{21}；q^{23}）为多见。

实验三十四 ANLL - M_5 型、M_6 型骨髓象观察

【目的和要求】

（1）掌握ANLL - M_5 型、M_6 型的骨髓象特点。

（2）掌握ANLL - M_5 型、M_6 型的分型标准。

【实验原理】

在急性单核细胞白血病时，原始、幼稚单核细胞明显增生，比例增高。在急性红白血病时，幼稚红细胞明显增生，各阶段细胞比例增高，且形态异常；同时伴原始粒细胞或（及）原始单核细胞、幼稚单核细胞增高。通过骨髓涂片检查，观察单核细胞系增生情况，以及红细胞系和原始粒细胞［或（及）原始、幼稚单核细胞］增生情况，诊断ANLL - M_5型、M_6 型。

【试剂与仪器】

1. 试剂与仪器　香柏油、二甲苯（或乙醚）、擦镜纸、显微镜。

2. 骨髓标本　ANLL - M_5 型或ANLL - M_6 型急性白血病患者的骨髓片。

【方法】

1. 基本步骤　见“第九章 实验三十二”。

2. 操作

（1）观察骨髓片有无骨髓小粒、脂肪滴，低倍镜观察涂片染色、细胞增生情况、有无大而异常细胞。

（2）高倍镜观察骨髓有核细胞的增生程度，并进行判断分级。

（3）选取成熟红细胞平铺位置（红细胞无重叠区域），按城墙式迂回方式用油镜观察细胞形态，并分类200个及以上有核细胞。

（4）对全片进行巨核细胞计数，按城墙式迂回方式对其中50个巨核细胞用油镜进行分类计数，判断巨核细胞的产血小板功能。

【结果判断】

1. M_5 型骨髓象特点　根据单核细胞分化程度不同又可分为两种亚型。

（1）M_{5a}型：原始单核细胞显著增生，≥80%（NEC），幼稚单核细胞较少。原始单核细胞胞体大而不规则，约15～25μm，胞核呈多形性，表面有起伏感，常见凹陷或折叠，核染色质疏松呈细网状，核仁明显，1至数个，常见大而明显的核仁。胞质量丰富，呈蓝灰色，可有伪足突出，质内可见空泡，有时细胞中含细长形Auer小体。

（2）M_{5b}型：原始单核细胞＋幼稚单核细胞明显增多≥30%、<80%（NEC）。该类细胞大小不一，外形不规则，胞核折叠呈笔架形、肾形等，染色质呈细条索或细网状，胞质量丰富，呈蓝灰色，部分浆内可见细小的嗜苯胺蓝颗粒。细胞形态见彩图9-7。

2. M_6型骨髓象特点　骨髓有核细胞增生明显活跃或极度活跃，红细胞系和粒细胞系（或单核细胞系）细胞同时呈恶性增生。粒/红比例倒置。红细胞系显著增生，幼稚红细胞往往≥50%，且伴有病态造血，可见巨幼细胞样变、核碎裂、双核、多核、巨形核、母子核等异常形态。在红细胞系改变的同时伴有白细胞系的异常增生，原始粒细胞或原始、幼稚单核细胞≥30%（NEC）。粒细胞系或单核细胞系细胞也可见巨幼样变和病态造血现象，巨核细胞显著减少。细胞形态见彩图9-8。

【结果记录】

主要记录有核细胞和巨核细胞分类情况、白血病细胞形态特点、增生程度等；并计算各系、各阶段细胞百分比和粒/红比值，描述骨髓象特点。

【注意事项】

1. 注意原始单核细胞与原始粒细胞、原始淋巴细胞的形态学区别　原始单核细胞特点：胞体大小不一，以大细胞居多，外形不规则，胞浆量丰富，呈灰蓝色，浆内可见少许细小粉尘样颗粒，胞核不规则，多扭曲、折叠，核多明显偏位，染色质细网状，核仁多为1个，大而明显。

2. M_6型白血病注意与巨幼细胞性贫血相鉴别　M_6型骨髓象中原始细胞≥30%且幼红细胞≥50%，原始红细胞、早幼红细胞比例增加，涂片可见病态造血现象，即可出现双核、花瓣核、巨样变幼红细胞等，粒细胞胞浆中可出现颗粒增多或减少，细胞巨样变等病态造血现象。巨核细胞可出现微小似淋巴细胞形巨核细胞等。巨幼细胞性贫血特点，请参见“第三章 实验十四”。

【参考范围】

正常骨髓中原始粒细胞≤2%，无原始、幼稚单核细胞，单核细胞<5%，幼稚红细胞占20%左右，细胞形态均无异常。

【临床意义】

原始、幼稚单核细胞在骨髓内增多并达到一定比例是诊断ANLL-M_5型重要的形态学依据；幼稚红细胞比例≥50%，且原始粒细胞或原始和幼稚单核细胞增多，大于30%（NCE）

是诊断 ANLL－M_6 型重要的形态学依据。本试验的形态学观察与准确计数，并结合临床，有利于对患者病情的诊断，对临床用药与病情的观察有直接的指导作用。

【评价】

1. ANLL－M_5 型白血病细胞具有明显的形态特征 胞体体积较大，形态不规则；胞核形态常不规则，扭曲、折叠很明显，可呈笔架形、马蹄形、肾形等；胞质量较多，嗜天青颗粒比 ANLL－M_3 型白血病细胞少且细小。原始单核细胞其细胞化学染色：POX、SB 染色多数为阳性反应；碱性 α－丁酸萘酚酯酶染色（＋）；免疫学检验：HLA－DR（＋）、CD33（＋）、CD13（＋）、CD14（＋）。

另外，ANLL－M_5 型白血病细胞时染色体和分子生物学检验：可见 t（9；11）易位致 MLL－AF9 融合基因及 t（11；19）易位致 MLL－ENL 融合基因。

2. ANLL－M_6 型白血病是红细胞及白细胞两系同时恶性增生性疾病 本病幼红细胞的形态学特点是类巨样改变，如胞体巨大，核染色质细致，胞质丰富，常有突起；以及副幼红细胞改变明显，如核形不规整、核凹陷、扭曲、双核、多核、核碎裂和巨型核等。

本病应注意与巨幼细胞性贫血相鉴别。糖原染色：ANLL－M_6 型幼红细胞呈阳性反应，且颗粒多呈粗大块状、环状或弥漫状分布；而巨幼细胞性贫血的幼红细胞的糖原染色呈阴性反应，有一定的鉴别意义，叶酸和维生素 B_{12} 诊断性治疗有助于两者鉴别（方法：给予患者小剂量叶酸或维生素 B_{12}，观察疗效反应 7～10 天，若 4～6 天后网织红细胞上升，应考虑为巨幼细胞性贫血）。

另外，ANLL－M_6 型白血病时染色体检查：可有 5q－/－5、7q－/－7、－3、dup(1)、+8 异常。

实验三十五 ALL－L_1 型、L_2 型骨髓象观察

【目的和要求】

（1）掌握 ALL－L_1 型、L_2 型分类标准。

（2）掌握 ALL－L_1 型、L_2 型骨髓象特点。

【实验原理】

在急性淋巴细胞白血病（ALL）时，骨髓中原始、幼稚淋巴细胞明显增生，比例增高，而粒细胞系、红细胞系、巨核细胞系均明显受到抑制。通过骨髓涂片检查，观察原始和幼稚淋巴细胞增生情况，以诊断急性淋巴细胞白血病。

【试剂与仪器】

1. 试剂与仪器 香柏油、二甲苯（或乙醚）、擦镜纸、显微镜。

2. 骨髓标本 ALL－L_1 型或 ALL－L_2 型急性白血病患者的骨髓片。

【方法】

1. 基本步骤　见“第九章 实验三十二”。

2. 操作

（1）观察骨髓片有无骨髓小粒、脂肪滴，低倍镜观察涂片染色、细胞增生情况、有无大而异常细胞。

（2）高倍镜观察骨髓有核细胞的增生程度，并进行判断分级。

（3）选取成熟红细胞平铺位置（红细胞无重叠区域），按城墙式迂回方式用油镜观察细胞形态，并分类200个及以上有核细胞。

（4）对全片进行巨核细胞计数，按城墙式迂回方式对其中50个巨核细胞用油镜进行分类计数，判断巨核细胞的产血小板功能。

【结果判断】

1. L_1 型骨髓象特点　以原始、幼稚淋巴细胞为主≥30%，此类细胞以小细胞（直径小于12μm）为主，外形规则，呈圆形或椭圆形；胞质量少，呈淡蓝色；胞核圆形，偶有凹陷、折叠，染色质呈细致点状，核仁小而隐匿。见彩图9－9。

2. L_2 型骨髓象特点　以原始、幼稚淋巴细胞为主≥30%，此型细胞以大细胞（直径可大于正常小淋巴细胞2倍以上，≥12μm）为主，外形规则，呈圆形或椭圆形；胞质量常较多，轻或中度嗜碱，有些细胞深染，可有嗜天青颗粒；胞核外形常规则，偶见凹陷，染色质颗粒状，有饱满感，核仁较清晰，1个或多个。见彩图9－10。

【结果记录】

主要记录有核细胞和巨核细胞分类情况、白血病细胞形态特点、增生程度等；并计算各系、各阶段细胞百分比和粒/红比值，描述骨髓象特点。

【注意事项】

1. 应注意原始淋巴细胞与原始粒细胞、原始单核细胞的区别　原始淋巴细胞特点：胞体外形规则，大小不一，以小细胞居多，胞膜厚而明显，胞浆量少，呈天蓝色，无颗粒，胞核多规则呈圆形，核染色质呈细点状，核仁多为0～2个。

2. 应充分掌握原始幼稚淋巴细胞的特征，注意与其他淋巴细胞增多性疾病相鉴别　比如慢性淋巴细胞白血病、幼稚淋巴细胞白血病、多毛细胞白血病等。

急性淋巴细胞白血病是由于未分化或分化很差的淋巴细胞在造血组织无限增生所致的

恶性血液病。本病好发于儿童及青壮年，骨髓增生极度或明显活跃，以原始幼稚淋巴细胞为主≥30%，成熟淋巴细胞较少见。退化细胞明显增多，蓝细胞（涂沫细胞）多见。

【参考范围】

正常骨髓象中无原始、幼稚淋巴细胞，成熟淋巴细胞的正常范围为12.8%～24.2%，儿童可高达40%。

【临床意义】

原始淋巴细胞在骨髓内增多并达到一定比例是诊断ALL的重要依据，同时再根据核浆比例、核仁的有无、核形是否规则与大细胞的比例是否≥50%是诊断L_1型与L_2型重要的形态学依据。本试验的形态学观察与准确计数，并结合临床，有利于对患者病情的诊断及治疗，对临床用药与病情的观察有直接的指导作用。

【评价】

本试验应注意L_1型与L_2型的区别，可根据FAB推荐的积分方法，该方法强调了高核质（N/C）比例和无核仁对L_1型诊断的重要性；低N/C比率，明显核仁，核形明显不规则和大细胞对L_2型诊断的重要性。积分0～+2为L_1型，-1～-4为L_2型，具体见表9-1。

表9-1　ALL-L_1型与L_2型的形态学积分标准

细胞学标准	积分
高核质比例细胞≥75%	+1
低核质比例细胞≥25%	-1
核仁0～1个细胞≥75%	+1
核仁1个或1个以上（明显）细胞≥25%	-1
核形不规则细胞≥25%	-1
大细胞≥50%	-1

另外，细胞化学染色对鉴别原始淋巴细胞有一定的意义，如POX（-）、SB（-），糖原（PAS）染色：约20%～80%的原始淋巴细胞呈阳性反应，显红色颗粒状、块状或呈环状排列，而其胞质背景清晰；酸性磷酸酶（ACP）染色：T细胞（+）、B细胞（-）等。细胞免疫学检查对淋巴细胞分型有重要价值：如CD2（+），CD3（+），CD7（+），CD8（+）为T细胞型急性淋巴细胞白血病；如CD10（+），CD19（+），CD22（+），cyμ（+），smIg（+）为B细胞型急性淋巴细胞白血病。

实验三十六　慢性粒细胞白血病骨髓象观察

【目的和要求】

（1）掌握慢性粒细胞白血病（CML）的诊断标准。

（2）掌握慢性粒细胞白血病的骨髓象特点。

【实验原理】

慢性粒细胞白血病是造血干细胞恶性克隆性异质性的一组疾病，骨髓中原始粒细胞增多，但少于10%，以中性中幼粒、晚幼粒和杆状核粒细胞增生为主，嗜酸粒细胞比例增高，嗜碱粒细胞增高。红细胞系明显受到抑制。

【试剂与仪器】

1. 试剂与仪器　香柏油、二甲苯（或乙醚）、擦镜纸、显微镜。
2. 骨髓标本　慢性粒细胞白血病患者的骨髓片。

【方法】

1. 基本步骤　见“第九章 实验三十二”。
2. 操作

（1）观察骨髓片有无骨髓小粒、脂肪滴，低倍镜观察涂片染色、细胞增生情况、有无大而异常细胞。

（2）高倍镜观察骨髓有核细胞的增生程度，并进行判断分级。

（3）选取成熟红细胞平铺位置（红细胞无重叠区域），按城墙式迂回方式用油镜观察细胞形态，并分类200个及以上有核细胞。

（4）对全片进行巨核细胞计数，按城墙式迂回方式对其中50个巨核细胞用油镜进行分类计数，判断巨核细胞的产血小板功能。

【结果判断】

凡有不明原因的持续性白细胞数增高，多数在（100～300）$\times 10^9$/L，骨髓象细胞以中性中幼粒、晚幼粒及杆状核粒细胞增多为主，原始粒细胞增高，但少于10%，嗜酸粒细胞和嗜碱粒细胞明显增高，NAP积分显著降低或阴性，这些是慢性粒细胞白血病特征之一。具体细胞形态见彩图9－11。

【结果记录】

主要记录有核细胞和巨核细胞分类情况、白血病细胞形态特点、增生程度等；并计算各系、各阶段细胞百分比和粒/红比值，描述骨髓象特点。

【注意事项】

（1）慢性粒细胞白血病患者白细胞总数显著增多，多数在（100～300）$\times 10^9$/L，因此在涂片时要求动作迅速、尽量推薄，使细胞分散；染色时间易长，否则细胞着色偏淡，不易形态的区分；分类时应选取成熟红细胞单个排列处，严格按迂回状进行有核细胞的计数。

（2）注意与类白血病的鉴别：慢性粒细胞白血病中可见粒细胞系各阶段细胞，其中以中性中幼粒及晚幼粒细胞增多为主，分别可占15%～40%及20%～40%，杆状核和分叶核粒细胞也增多，原始粒细胞增多，但低于10%，嗜碱粒细胞可占10%～20%，嗜酸粒细胞和单核细胞也增多。NAP积分明显下降。类白血病反应常有明显的病因，NAP积分常明显增高，粒细胞系比例增高，但以中性晚幼粒、杆状核和分叶核细胞为主，嗜碱粒细胞比例常不增高，嗜酸粒细胞是否增高视病因不同而异。

（3）注意嗜酸粒细胞和嗜碱粒细胞的辨认：嗜酸粒细胞：胞体直径11～16μm，胞核多分为两叶，胞质充满粗大、均匀呈橘红色嗜酸粒颗粒。嗜碱粒细胞：胞体直径10～12μm，胞核可分3～4叶或分叶不明显，常融合呈堆集状；胞质含有呈紫黑色，大小不一，分布不均，常掩盖在核上的嗜碱性颗粒，有时嗜碱性颗粒较多，盖在细胞核上使核的形态看不清。

【参考范围】

正常人原始粒细胞<2%，早幼粒细胞<5%，中性中幼粒细胞<8%，中性晚幼粒细胞<10%，中性杆状核粒细胞<20%，中性分叶核粒细胞<12%，嗜酸粒细胞<5%，嗜碱粒细胞<1%。

【临床意义】

外周血白细胞总数明显增高，脾肿大，且涂片以中性中幼粒、晚幼粒与杆状核粒细胞为主，嗜碱粒细胞比例明显增高，嗜酸粒细胞增高，NAP积分降低，Ph染色体阳性，结合临床即能作出慢性粒细胞白血病的诊断。

【评价】

慢性粒细胞白血病的骨髓象中，粒细胞形态可出现大小不一，核浆发育不平衡，有些细胞核染色质疏松，胞质内有空泡或呈细胞破裂现象。中性粒细胞碱性磷酸酶染色（NAP）阳性率及积分明显减低，甚至缺如。另外，染色体及分子生物学检验：90%以上患者出现Ph染色体即t（9；22）（q34；q11）染色体易位和BCR－ABL融合基因。

实验三十七　慢性淋巴细胞白血病骨髓象观察

【目的和要求】

(1) 掌握慢性淋巴细胞白血病（CLL）的诊断标准。

(2) 掌握慢性淋巴细胞白血病的骨髓象特点。

【实验原理】

慢性淋巴细胞白血病主要是B细胞恶性增生性疾病，骨髓象以成熟淋巴细胞异常增多为主，常>40%，原始及幼稚淋巴细胞较少见。

【试剂与仪器】

1. 试剂与仪器　香柏油、二甲苯（或乙醚）、擦镜纸、显微镜。

2. 骨髓标本　慢性淋巴细胞白血病患者的骨髓片。

【方法】

1. 基本步骤　见“第九章 实验三十二”。

2. 操作

(1) 观察骨髓片有无骨髓小粒、脂肪滴，低倍镜观察涂片染色、细胞增生情况、有无大而异常细胞。

(2) 高倍镜观察骨髓有核细胞的增生程度，并进行判断分级。

(3) 选取成熟红细胞平铺位置（红细胞无重叠区域），按城墙式迂回方式用油镜观察细胞形态，并分类200个及以上有核细胞。

(4) 对全片进行巨核细胞计数，按城墙式迂回方式对其中50个巨核细胞用油镜进行分类计数，判断巨核细胞的产血小板功能。

【结果判断】

骨髓象：骨髓有核细胞增生明显或极度活跃。以一类分化较好的成熟淋巴细胞显著增生为特点，占40%以上，原始、幼稚淋巴细胞少见，通常在5%以下。细胞形态见彩图9-12。

【结果记录】

主要记录有核细胞和巨核细胞分类情况、白血病细胞形态特点、增生程度等；并计算各系、各阶段细胞百分比和粒/红比值，描述骨髓象特点。

【注意事项】

1. 成熟淋巴细胞与晚幼红细胞、成熟浆细胞的区别

（1）成熟淋巴细胞：胞体圆形，直径 10～15μm，胞核圆形或椭圆形，稍偏一侧，核染色质排列紧密而均匀，胞质较少，呈淡蓝色，可有少许嗜天青颗粒。

（2）晚幼红细胞：胞体直径 7～10μm，圆形。胞核圆形，居中或偏位，占细胞 1/2 以下，核染色质聚集成数个大块或凝缩成紫黑色团块状。胞质量较多，浅灰或浅红色，与成熟红细胞受色一致。

（3）成熟浆细胞：胞体直径 8～15μm，圆形或椭圆形。胞核明显缩小，较圆可占细胞 1/3 以下，偏于细胞一侧，核染色质浓集成块，常排成车轮状或龟背块状，无核仁。胞浆丰富，染蓝紫色，有泡沫感，核的一侧常有明显的淡染区，浆内常有小空泡，偶见少量嗜天青颗粒。

2. 注意同病毒感染的反应性淋巴细胞增多鉴别　CLL 骨髓象中以成熟淋巴细胞增生为主，好发于老年男性，且血片中蓝细胞明显增多，抗感染治疗无效。反应性淋巴细胞增多以儿童多见，一般无淋巴结肿大，预后良好。

【参考范围】

正常人成熟淋巴细胞占 20% 左右，儿童可达 20%～40%，无原始、幼稚淋巴细胞。

【临床意义】

本试验的形态学观察与准确计数，并结合临床，有利于对慢性淋巴细胞白血病的诊断及治疗，或者对临床用药与病情的观察有直接的指导作用。

【评价】

慢性淋巴细胞白血病的诊断并不困难，患者多为 60 岁以上的老年人，外周血中淋巴细胞绝对值大于 $6\times10^9/L$ 且持续增高时间≥3 个月（美国癌症研究所 CLL 协作组认为持续增高 4 周以上），骨髓中成熟淋巴细胞比例≥40%，原始、幼稚淋巴细胞少见。另外，PAS 染色：淋巴细胞呈阳性反应或粗颗粒阳性反应。染色体检验可出现 12 号三体（+12）。

【思考题】

1. 患者，女，52 岁，主诉胸骨和肋部疼痛 5 天，一般情况可，无出血．肝、脾、淋巴结未及肿大。查血常规示：WBC：$3.01\times10^9/L$，G 61%，L 29.5%，$M_0$8.11%，E 0.41%，B 1.04%，RBC：$4.18\times10^{12}/L$，Hb：129g/L，PLT：$84.2\times10^9/L$。

原始细胞的细胞化学染色：POX（－），SB（－），细胞形态见彩图 9－13。

根据细胞形态特点，结合临床资料，考虑该患者得的是哪一型白血病，建议进一步做哪些检查？

2. 患者，女，22 岁，主诉皮肤瘀斑 1 个月余，牙龈出血半月，月经量增多 2 天，一

般情况可，肝、脾、淋巴结未及肿大，皮肤多出血点及瘀斑。血常规示：WBC：1.2 × 10^9/L，G 40.3%，L 45.8%，$M_0$12.9%，E 0.1%，B 0.9%，RBC：1.87 × 10^{12}/L，Hb：59g/L，PLT：8 × 10^9/L，

原始细胞的细胞化学染色：POX（++），SB（++），细胞形态见彩图 9－14。

根据细胞形态，结合临床资料，考虑该患者得的是哪一型白血病，建议进一步做哪些检查?

（金华职业技术学院附属医院　周益琴）

第十章　其他恶性血液病骨髓象观察

实验三十八　骨髓增生异常综合征骨髓象观察

【目的和要求】

（1）掌握骨髓增生异常综合征时红细胞、粒细胞、巨核细胞三系病态造血的形态特征。

（2）掌握骨髓增生异常综合征的诊断与分型标准。

【实验原理】

骨髓增生异常综合征是一组造血干细胞异常的克隆性疾病，骨髓中主要表现为髓系中一系或多系血细胞形态发育异常和无效造血，以及髓系的原始细胞增多。

【试剂与仪器】

1. 试剂与仪器　香柏油、二甲苯（或乙醚）、擦镜纸、光学显微镜等。

2. 骨髓标本　骨髓增生异常综合征患者的骨髓标本。

【方法】

1. 基本步骤

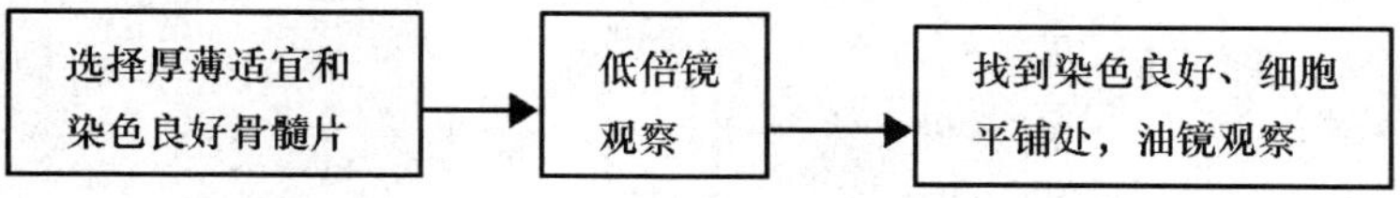

2. 操作

（1）选择涂片、染色良好的骨髓片，先用低倍镜观察全片情况，并对以下内容作出判断。

①骨髓涂片质量：涂片厚薄、染色好坏、骨髓小粒和脂肪滴多少等。

②判断增生程度：根据有核细胞与成熟红细胞比例，一般按五级法判断增生程度。

③巨核细胞计数和分类：用低倍镜计数全片巨核细胞数量，同时用油镜分类 50 或 100 只巨核细胞，尤其要注意淋巴细胞样巨核细胞、单圆小核巨核细胞等异常巨核细胞，并判断巨核细胞产血小板的功能。

④观察有无体积较大或成堆分布的异常细胞，特别注意涂片的两头和两边观察。

⑤低倍镜找到骨髓小粒，油镜观察其细胞主要成分，以利于判断骨髓增生情况。

（2）选择细胞分布均匀平铺、着色良好的区域，用油镜分类200只及以上有核细胞，并注意观察细胞形态、结构是否异常。

（3）注意观察是否有巨大血小板、巨大红细胞等异常形态。

红细胞、粒细胞、巨核细胞三系细胞异常形态具体参见彩图10－1～彩图10－9。

【结果判断】

1. 红细胞系　病态造血主要表现为幼红细胞巨幼样变，多核且大小不等，核碎裂，核形态异常；胞质着色不均匀，可有豪－乔小体、卡－波环、嗜碱点彩颗粒；巨大幼红细胞和巨大红细胞等。尤其是奇数核、巨大红细胞对诊断更有意义。

2. 粒细胞系　主要表现为原始细胞、早幼粒细胞增多；形态异常主要表现为细胞核分叶过多或分叶过少（假Pelger－Hëut畸形）、双核；胞质中颗粒增多及增粗或缺乏颗粒，原始粒细胞和早幼粒细胞中有时可见Auer小体；可见巨晚幼粒、巨杆状核细胞。尤其细胞核出现假Pelger－Hëut畸形、原始细胞增多对诊断更有意义。

3. 巨核细胞系　主要表现为巨核细胞体积少，如淋巴细胞样巨核细胞（又称侏儒型巨核细胞），细胞核分叶，如单圆小核巨核细胞、单圆大核巨核细胞、多个圆形小核的巨核细胞等。尤其是淋巴细胞样巨核细胞、奇数核巨核细胞对诊断意义较大。

【结果记录】

主要记录有核细胞和巨核细胞分类情况、增生程度等；并计算各系、各阶段细胞百分比和粒/红比值，描述骨髓象特点。在分类有核细胞和观察细胞形态过程中，将观察到的异常细胞形态进行记录及画图。

【注意事项】

（1）观察骨髓象时一定要选择染色良好、细胞平铺的区域进行细胞形态观察和分类。

（2）要注意正常细胞形态与异常细胞形态的鉴别：在观察淋巴细胞样巨核细胞时，其形态与正常成熟淋巴细胞相似，核圆或稍凹陷，染色质粗糙，结构模糊，核仁无或不清楚；胞质不透明蓝色，呈云雾状，边缘不规则突起，常有血小板形成。

【参考范围】

正常骨髓中基本上无异常细胞形态，原始细胞和幼稚细胞比例在正常范围内。

【临床意义】

血细胞病态造血和原始细胞数量是骨髓增生异常综合征诊断和分型的主要依据。根据2001年WHO发布的骨髓增生异常综合征分型标准，将其分为6型，即：难治性贫血（RA）、环形铁粒幼细胞难治性贫血（RAS）、原始细胞过多难治性贫血（又分为2型即RAEB－1和RAEB－2）、难治性血细胞减少伴多系发育异常（RCMD）、5q－综合征、骨髓增生异常综合征－无法分类（MDS－U），具体参考有关资料。

【评价】

细胞形态异常不仅仅出现在骨髓增生异常综合征患者的骨髓象中，在许多其他疾病中也可出现，如巨幼细胞性贫血、阵发性血红蛋白尿症、各种骨髓增生性疾病、原发性血小板减少性紫癜、再生障碍性贫血治疗好转期等，故需要排除这些疾病。另外，骨髓增生异常综合征是目前骨髓检查较难诊断的疾病之一，因此，在做“骨髓增生异常综合征”结论时，一定要结合患者临床症状和体征、细胞化学染色、遗传学和分子生物学检查、骨髓组织病理检查等，综合分析后再作出诊断，以提高实验诊断的正确率。

实验三十九　多发性骨髓瘤骨髓象观察

【目的和要求】

（1）掌握多发性骨髓瘤细胞形态特点和诊断标准。

（2）熟悉多发性骨髓瘤与反应性浆细胞增多症的鉴别。

【实验原理】

多发性骨髓瘤是幼稚或成熟B细胞单克隆异常增生的恶性肿瘤性疾病，骨髓中出现10%以上异常浆细胞（骨髓瘤细胞），而外周血中很少出现异常浆细胞（小于2%～3%）。

【试剂与仪器】

1. 试剂与仪器　香柏油、二甲苯（或乙醚）、擦镜纸、光学显微镜等。
2. 骨髓标本　多发性骨髓瘤患者的骨髓标本。

【方法】

1. 基本步骤

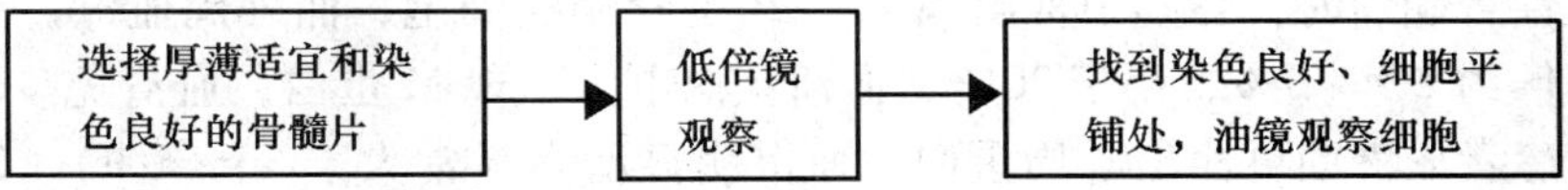

2. 操作　具体步骤参见“第一章 实验三”。多发性骨髓瘤细胞见彩图 10－10 和彩图 10－11。

【结果判断】

多发性骨髓瘤细胞其胞体较大，直径 15～50μm，呈卵圆形或长椭圆形；核 1 个或多个，多数呈圆形，染色质呈粗网状较疏松，核仁 1～2 个大而清楚；胞质丰富，常呈灰蓝色不透明泡沫感，边缘有时呈红色如火焰状，核周围淡染较明显，有时含大量空泡或嗜酸性包涵体或红色结晶体等。

反应性浆细胞增多症主要见于感染性疾病，常有明显的病因，以成熟浆细胞为主，很少有幼稚浆细胞和多形性核浆细胞，成熟浆细胞比例常小于 10%。

【结果记录】

主要记录有核细胞和巨核细胞的分类情况、增生程度等；并计算各系、各阶段细胞百分比和粒/红比值，描述骨髓象特点。对骨髓瘤细胞形态进行记录和绘图。

【注意事项】

（1）多发性骨髓瘤细胞应注意同成骨细胞鉴别。

（2）多发性骨髓瘤患者的骨髓片中，红细胞呈串钱状排列，骨髓瘤细胞往往也成堆出现，因此观察细胞时，尽可能找到细胞平铺区域，尤其注意观察涂片尾部和边缘，以便看清细胞的形态、结构。

【参考范围】

正常人无异常浆细胞，成熟浆细胞小于 2%。

【临床意义】

当骨髓中骨髓瘤细胞大于 10% 时，是诊断多发性骨髓瘤的重要依据之一。

【评价】

在多发性骨髓瘤时，骨髓中常出现大于 10% 骨髓瘤细胞，而外周血涂片中骨髓瘤细胞出现比例低约 2%～3%，小于 20%；血清蛋白电泳出现 M 蛋白，血清免疫球蛋白往往增高，70% 患者尿液中可检出本周蛋白，血沉明显增高（常大于 80mm/h），X 线或磁共振检查可发现溶骨、骨质疏松或病理性骨折等现象。但约 1% 多发性骨髓瘤属于非分泌型，血清无免疫球蛋白增高表现，应引起注意。

多发性骨髓瘤患者临床表现多种多样，有的首先表现肾功能异常，有的则表现骨骼损害，有的表现皮肤、黏膜紫癜等，而贫血症状并不明显，容易发生误诊。骨髓穿刺检查骨髓瘤细胞是诊断多发性骨髓瘤的重要手段和方法，尤其是非分泌型多发性骨髓瘤显得更为重要。

实验四十 恶性组织细胞病骨髓象观察※

【目的和要求】

(1) 熟悉恶性组织细胞的形态特征。

(2) 了解反应性组织细胞增多症与恶性组织细胞病的鉴别。

【实验原理】

在骨髓中（或外周血中）出现异常组织细胞和多核巨组织细胞是诊断恶性组织细胞病的主要细胞形态学依据。其他组织细胞如吞噬型组织细胞、淋巴细胞样组织细胞、浆细胞样组织细胞、单核样组织细胞等也可出现，但不能作为诊断依据。

【试剂与仪器】

1. 试剂与仪器 香柏油、二甲苯（或乙醚）、擦镜纸、光学显微镜等。

2. 骨髓标本 恶性组织细胞病患者的骨髓标本或（及）至外周血标本。

【方法】

1. 基本步骤

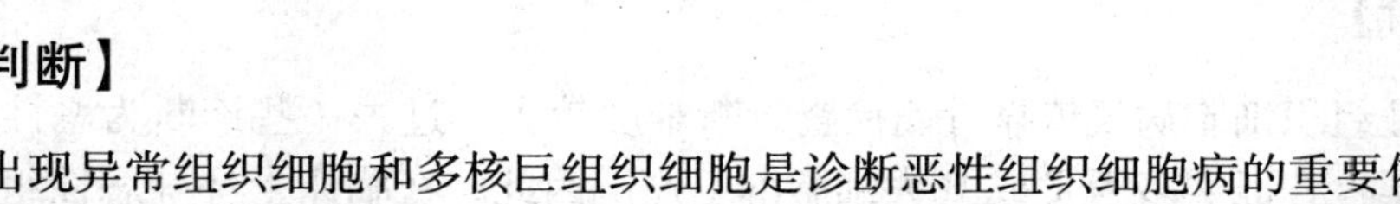

2. 操作 具体步骤参见“第一章 实验三”。恶性组织细胞病异常组织细胞和多核巨组织细胞见彩图 10－12 和彩图 10－13。

【结果判断】

骨髓中出现异常组织细胞和多核巨组织细胞是诊断恶性组织细胞病的重要依据，但其细胞比例不一定高，有时只占有 3%～5%，因此，对其细胞形态掌握和辨认显得十分重要，异常组织细胞和多核巨组织细胞的共同特点是“三大一蓝”，即：细胞体积大、细胞核大、核仁大，胞质丰富且呈深蓝色；另外，胞质中往往有空泡存在。

【结果记录】

主要记录有核细胞和巨核细胞分类情况、增生程度等；并计算各系、各阶段细胞百分比和粒/红比值，描述骨髓象特点。对恶性组织细胞形态进行记录和绘图。

【注意事项】

（1）恶性组织细胞在骨髓中的比例往往较低，因此，在骨髓象检查时要用低倍镜仔细全片观察寻找异常的大细胞，尤其应注意涂片的两边和两端，在找到大的异常细胞后再用油镜确认，而有核细胞分类有时基本正常，对诊断意义不大。

（2）在作出恶性组织病诊断之前，一定要联系患者临床症状和体征，如持续高热、全身衰竭，肝、脾、淋巴结肿大，肝功能检查指标异常，抗生素治疗无效；注意与反应性组织细胞增多症的鉴别，后者也出现组织细胞，但一般无异常组织细胞和多核巨组织细胞，常有较明显的病因或诱因，有时 NAP 阳性率和积分增高。另外，细胞免疫学检查恶性组织细胞无 T 或 B 淋巴细胞的免疫表型和 TCR、Ig 基因重排，所以做细胞免疫学标志检查有利于鉴别。

【参考范围】

正常人无异常组织细胞。

【临床意义】

在骨髓中或外周血中，找到异常组织细胞和多核巨组织细胞，结合临床资料，排除反应性组织细胞增多症、间变性大细胞淋巴瘤、真性组织细胞淋巴瘤等，可诊断恶性组织细胞病。

【评价】

对恶性组织细胞病仅依靠骨髓检查诊断难度较大，过去一些诊断为恶性组织细胞病，现经免疫学检查证实多为 T 或 B 大细胞淋巴瘤。因此，在临床上怀疑恶性组织细胞病时，应动态观察血象和骨髓象，由于骨髓受累常为局灶性或早期不受累，所以应多部位、多次进行骨髓穿刺；同时，应适时进行肝、脾、淋巴结活检或骨髓活检，仔细寻找异常组织细胞和多核巨组织细胞，细胞形态学的特征是细胞学诊断的主要依据。另外，外周血抗凝浓缩取白细胞层涂片，寻找异常组织细胞也有助于诊断。

实验四十一　骨髓转移癌※

【目的和要求】

熟悉骨髓转移癌的细胞形态特征。

【实验原理】

当患者发生骨髓外恶性肿瘤时，若骨髓发生肿瘤转移，部分患者在骨髓涂片中可找到癌细胞。

【试剂与仪器】

1. 试剂与仪器　香柏油、二甲苯（或乙醚）、擦镜纸、光学显微镜等。
2. 骨髓标本　骨髓转移癌患者的骨髓标本。

【方法】

1. 基本步骤

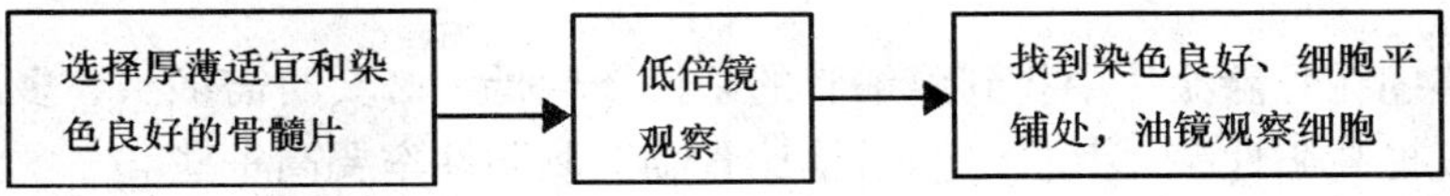

2. 操作　具体步骤参见“第一章 实验三”。骨髓转移癌细胞见彩图 10－14 和彩图 10－15。

注：若标本量少，可通过示教或幻灯片观察。

【结果判断】

当骨髓中找到癌细胞即可确诊骨髓转移癌。

【结果记录】

主要记录有核细胞和巨核细胞的分类情况、增生程度等；并计算各系、各阶段细胞百分比和粒/红比值，描述骨髓象特点。对骨髓癌细胞形态进行绘图。

【注意事项】

（1）骨髓癌细胞一般出现数量少，容易忽略；当患者有骨髓外癌症并出现骨髓性贫血时，X线检查有溶骨性破坏和骨骼疼痛等症状及体征，要特别注意检查骨髓涂片中是否存在癌细胞；先用低倍镜检查全片，尤其注意边缘和尾部，找到可疑癌细胞时再用油镜确认，以提高工作效率和阳性率，而细胞分类往往各种细胞比例基本正常。同时多检查3～5片，以免漏检。

（2）癌细胞体积较大，注意同其他大细胞鉴别，如巨核细胞、成骨细胞、破骨细胞、异常浆细胞区别。另外，癌细胞常成堆出现时，要注意同“骨髓造血岛”鉴别。

【参考范围】

正常人无癌细胞。

【临床意义】

骨髓中找到癌细胞，说明机体原发性癌发生了骨髓癌转移，一般见于癌症晚期。常见发生骨髓转移的癌症有肺癌、乳腺癌、肝癌、肾癌、消化道恶性肿瘤等。

【评价】

骨髓转移癌在骨髓涂片中找到癌细胞的阳性率较低，必要时需多次、多部位穿刺或骨痛点穿刺，以提高阳性率；其次骨髓活检比骨髓穿刺阳性率要高一些。

实验四十二　类脂质沉积病的特殊细胞形态观察※

【目的和要求】

熟悉戈谢细胞、尼曼－匹克细胞、海蓝组织细胞的形态特征及其在诊断疾病中的意义。

【实验原理】

当巨噬细胞内葡萄糖脑苷脂酶明显减少或缺乏时，吞噬了β－葡萄糖脑苷脂不能降解，从而大量沉积在巨噬细胞中，形成特殊形态的戈谢细胞。

当巨噬细胞内神经鞘磷脂酶明显减少或缺乏时，吞噬了鞘磷脂和胆固醇不能降解，从而大量积聚在巨噬细胞内，形成特殊形态的尼曼－匹克细胞。

当巨噬细胞吞噬了某些脂质成分而不能降解时，从而大量沉积在巨噬细胞中，可形成特殊形态的海蓝组织细胞。

【试剂与仪器】

1. 试剂与仪器　香柏油、二甲苯（或乙醚）、擦镜纸、光学显微镜等。

2. 骨髓标本　戈谢病患者、尼曼－匹克患者和海蓝组织细胞增生症患者的骨髓标本或淋巴结、肝、脾的印片。

【方法】

1. 基本步骤

选择厚薄适宜和染色良好的骨髓片 → 低倍镜观察 → 找到染色良好、细胞平铺处，油镜观察细胞

2. 操作　具体步骤参见“第一章 实验三”。戈谢细胞见彩图 10－16，尼曼－匹克细胞见彩图 10－17 和彩图 10－18，海蓝组织细胞见彩图 10－19。

若标本量少，可通过示教或幻灯片观察。

【结果判断】

1. 戈谢细胞　体积较大，直径 20～80μm，呈圆形或卵圆形；核小，圆形，1 个核或多个核，多位于细胞一侧，染色质粗糙且结构不清，核仁不清；胞质淡蓝或淡红色，有很多明暗交替的波纹状结构，如同洋葱皮样排列，无空泡，这种结构是该细胞的主要特点。

2. 尼曼－匹克细胞　该细胞大小不一，直径 20～90μm，呈圆形或椭圆形；核小，圆形，常位于细胞中间或略偏位，染色质粗糙且结构不清；胞质丰富，充满大小较一致泡沫状神经鞘磷脂颗粒，经瑞氏染色后神经鞘磷脂颗粒被溶解，形成大量透明的空泡，这是该细胞的形态特点，故又称“泡沫细胞”。

3. 海蓝组织细胞　该细胞大小不一，直径 20～60μm，呈圆形或不规形；核小，圆形，常偏位，染色质粗糙且结构不清；胞质丰富，含有大量不透明的海蓝色或灰蓝色颗粒，有时几乎充满胞质，这也是该细胞的形态特点；有时胞质中可吞噬数量不等的血细胞如中性粒细胞、血小板或红细胞等。

【结果记录】

主要记录有核细胞和巨核细胞的分类情况、增生程度等；并计算各系、各阶段细胞百分比和粒/红比值，描述骨髓象特点。对戈谢细胞、尼曼－匹克细胞、海蓝组织细胞形态进行绘图。

【注意事项】

（1）初学者要注意不要将海蓝组织细胞误认为染料沉渣。

（2）由于上述细胞体积往往较大，在观察细胞时，要先用低倍镜全片仔细观察，遇到可疑细胞时，再用油镜确认。由于这些细胞数量常常不是很多，所以有时寻找特殊类型细胞比有核细胞分类显得更加重要。

【参考范围】

正常人骨髓片中无戈谢细胞、尼曼－匹克细胞、海蓝组织细胞。

【临床意义】

戈谢细胞增多见于戈谢病，尼曼－匹克细胞见于尼曼－匹克细胞病，海蓝组织细胞见于尼曼－匹克细胞增多症。

【评价】

戈谢细胞、尼曼－匹克细胞和海蓝组织细胞除见于上述疾病外，还可见于慢性粒细胞白血病、特发性血小板减少性紫癜、珠蛋白生成障碍性贫血、多发性骨髓瘤、脂质代谢障碍性疾病等患者的骨髓涂片中。当骨髓出现上述特殊类型的细胞时，要注意联系患者的临床症状和体征，类脂质沉积病多属于遗传性疾病，往往从小就发病，且随着年龄增大，症状和体征越来越严重，如肝、脾、淋巴结肿大更加明显，这些肿大组织、器官做活检常常可找到特殊细胞。有实验条件者，可测定细胞中相应酶的活性，若酶的活性明显下降，则更有助于明确诊断。

【思考题】

1. 简述骨髓增生异常综合征与骨髓增生性疾病的区别。

2. 当骨髓中出现一些特殊细胞时，对哪些血液学疾病诊断有重要的形态学诊断意义？（可列表回答）

（金华职业技术学院医学院　黄斌伦）

第十一章　血管壁和血小板检验

实验四十三　束臂试验

【目的和要求】

掌握束臂试验测定原理、方法、注意事项和临床意义。

【实验原理】

束臂试验又称毛细血管脆性试验（capillary fragility test，CFT）。本试验是通过给手臂局部加压（标准压力），使静脉血流受阻，给毛细血管以负荷，检查一定范围内新出现的出血点的数目来估计血管壁的完整性及脆性，若毛细血管的结构、功能，血小板的数量和质量，血管性血友病因子等缺陷，则出血点增多。

【试剂与仪器】

血压计、公分尺、计时器。

【方法】

1. 基本步骤

血压计袖带束缚患者上臂 ⟶ 前臂肘窝下画圆圈 ⟶ 血压计充气加压 ⟶ 计数圆圈内新出血点

2. 操作

（1）将血压计袖带缚于被检验者上臂。

（2）在缚血压计袖带的前臂肘窝下方画一个5cm直径的圆圈，计数圆圈内已有的出血点数并标记。

（3）将血压计充气，使压力维持在收缩压与舒张压之间，一般在（12.0～13.3）kPa（90～100mmHg），保持8min。

（4）取下袖带，前臂上举，待血循环恢复2min后，计数圆圈中新的出血点。

【结果判断】

计数圆圈内新的出血点数量。

【结果记录】

记录5cm直径的圆圈内新的出血点个数。

【注意事项】

（1）实验前的旧出血点需要标记。

（2）观察出血点时要选择好适宜的光线与角度，避免遗漏。

【参考范围】

圆圈内新的出血点数：男性少于5个；女性、儿童少于10个。

【临床意义】

新出血点的数目超过正常为阳性，见于：

（1）血管性血友病（von willebrand disease，vWD）。

（2）血管壁的结构或功能缺陷，如遗传性出血性毛细血管扩张症、过敏性紫癜、单纯性紫癜以及其他血管性紫癜。

（3）血小板的量或质的异常，如原发性和继发性血小板减少症，血小板增多症，遗传性和获得性血小板功能缺陷症。

（4）其他如高血压、糖尿病、慢性肾炎等。

【评价】

本试验对检查毛细血管的缺陷稍敏感，但也仅仅是一个粗略的指标。许多有血管或血小板异常并有出血症的病人本试验可呈假阴性，而许多无症状的人可以呈阳性反应。

实验四十四 出血时间测定（BT，测定器法）

【目的和要求】

掌握出血时间（测定器法）测定的原理、方法、注意事项和临床意义。

【实验原理】

出血时间测定器法（template bleeding time，TBT）是利用标准化出血时间测定器在前臂皮肤上划一个“标准”创口，记录从出血开始到自然停止所需的时间。BT主要反映血小板的数量和质量、毛细血管结构功能以及血小板与毛细血管之间的相互作用，而受凝血因子含量和活性作用的影响较小。当血管和（或）血小板异常时，出血时间可出现异常。

【试剂与仪器】

1. 仪器　血压计，秒表，消毒滤纸，消毒棉签，出血时间测定器（双刀片弹簧装置，刀片各长6mm，深1mm。）

2. 试剂　75%乙醇。

【方法】

1. 基本步骤

血压计袖带束缚患者上臂 ⟶ 消毒 ⟶ 肘前窝凹下刺入测定器 ⟶ 滤纸吸血滴并计时

2. 操作

（1）血压计袖带缚于上臂，加压，成人维持在5.3kPa（40mmHg），儿童维持在2.7kPa（20mmHg）处。

（2）肘前窝皮肤皱褶下方2～3cm处常规消毒，自然凉干至少30s。

（3）置出血时间测定器贴于试验部位皮肤表面，绷紧皮肤（避开血管、瘢痕、水肿），刀片长度与前臂平行做切口，切口出血即启动秒表。

（4）每隔30s，用消毒滤纸吸干流出血滴，直至出血自然停止，停止计时。

【结果判断】

滤纸上血滴滴数乘以30s，即为测定的出血时间。

【结果记录】

【注意事项】

（1）避免用漏气血压计，否则无法维持恒定压力。

（2）操作人员戴手套，并进行严格无菌操作。

（3）采血部位应保温，血液应自动流出。

（4）由于刺入皮肤刀片长度和深度均固定，本结果较准确。

（5）滤纸吸干流出血液时，避免接触伤口。

（6）试验前1周内不能服用阿司匹林等抗血小板药物，否则影响结果。

【参考范围】

(6.9 ± 2.1) min。

【临床意义】

1. BT延长　见于：① 血小板数量减少；② 血小板功能缺陷；③ 某些血管性疾病如遗传性出血性毛细血管扩张症；④ 某些凝血因子严重缺乏，如Ⅱ、Ⅴ和弥散性血管内凝血（DIC）等。

2. BT缩短　见于某些严重高凝状态和血栓形成。

【评价】

出血时间测定有三种方法，即：Duke法、Ivy法和出血时间测定器法。Duke法操作简单，但穿刺深度、宽度难以标准化，且受穿刺部位毛细血管分布及血管收缩程度的影响，致使实验的敏感性很差，已被淘汰。Ivy法虽较Duke法敏感，但操作繁琐，又是损伤性的，且切口难以标准化，也不易推广。出血时间测定器法由于刀片埋装在仪器内部，由弹簧快速弹出，使切口深度、宽度易于控制，可标准化且灵敏度高。

实验四十五　血小板形态观察（显微镜检查法）

【目的和要求】

掌握正常及异常血小板形态和血小板形态观察的临床意义。

【实验原理】

制备薄血片，经瑞氏染色后用普通光学显微镜油镜观察血膜中血小板形态、大小、结构等，来判断血小板形态是否正常。

【试剂与仪器】

（1）瑞氏（Wright）染液及磷酸盐缓冲液。

（2）普通光学显微镜。

（3）75%乙醇、消毒棉球、洁净玻片和推片。

【方法】

1. 基本步骤

常规制作合格薄血膜 → 瑞氏染色并干燥 → 显微镜观察血小板形态

2. 操作

（1）采血、制备血涂片及染色：采血后制备血涂片，瑞氏染色并待干。

（2）低倍镜观察：观察全片，了解涂片、细胞分布和染色情况，粗略观察血小板分布。

（3）油镜观察：选择染色良好、细胞分布均匀的部位，滴加香柏油 1 滴，仔细观察血小板的大小、颗粒、形态及分布情况，估计正常和异常血小板的数量。

【结果判断】

1. 正常血小板形态　胞体很小，直径 2 ~ 4μm，无细胞核，胞浆染淡蓝色或淡红色，胞浆内含有细小分布相对均匀的圆形或小棒状紫红色血小板颗粒，颗粒常居中，形态呈星形、圆形、椭圆形或不规则形。

2. 异常血小板形态

（1）大小异常：血小板明显大小不均，直径 >7.5μm 称巨大型血小板。

（2）形态异常：① 颗粒减少或无颗粒或颗粒分布不均；② 胞浆含有空泡或深染，可染成蓝色、灰红色或淡紫色。

（3）分布异常：① 血小板不聚集（散在分布，少见成堆血小板）；② 血小板过度聚集（每堆血小板数量太多，有时可造成上百甚至上千的聚集）。

【结果记录】

记录异常血小板的百分率和血小板聚集分布情况。

【注意事项】

（1）制血涂片厚薄适宜，细胞分布均匀。

（2）瑞氏染色细胞结构清楚，着色良好，全片无染料残渣沉积。

【参考范围】

（1）正常人外周血可出现少量形态异常的血小板，一般 <2%。异常血小板 >10% 才有临床意义。

（2）正常人血小板多 3 ~ 5 成群聚集成团，散在血小板少见。

【临床意义】

1. 大小异常　血小板增大常见于巨大血小板综合征、脾切除手术后；血小板减小常见于原发性血小板减少性紫癜（ITP）、再生障碍性贫血（AA）等。

2. 形态异常 多见于再生障碍性贫血（AA）、急性白血病、血小板病、强化疗后的患者。

3. 分布异常 血小板分散、不聚集常见于血小板无力症；血小板过度聚集常见于原发性血小板增多症、骨髓纤维化、慢性粒细胞白血病等。

【评价】

血小板形态观察方法有电子显微镜法和普通光学显微镜法。电子显微镜方法可清楚细致地观察到血小板内部结构，辨认准确，但仪器昂贵，不便于推广。普通光学显微镜方法，使用仪器简单，成本低，比较适合基层卫生单位，但染料残渣沉积过多时，可干扰判断。

实验四十六 血小板聚集试验（PAGT，比浊法）※

【目的和要求】

掌握血小板聚集试验的原理、方法、注意事项和临床意义。

【实验原理】

血小板聚集试验（PAGT）比浊法：在血小板聚集仪特定的连续搅拌条件下，在富血小板血浆（PRP）中加入血小板聚集诱导剂，使血小板发生聚集，PRP 悬液浊度随之下降，透光率增加，光电池将透过光的强度变化转换为电讯号的变化，并记录在纸上。根据记录的曲线即可计算出血小板聚集的程度和速度，以此来分析血小板聚集能力。

【试剂与仪器】

（1）血小板聚集测定仪及记录仪。

（2）血细胞计数板、显微镜、离心机。

（3）移液器、试管及注射器（均需硅化或塑料制品）。

（4）富血小板血浆（PRP）及乏血小板血浆（PPP）。

（5）血小板聚集诱导剂：如 ADP、肾上腺素、胶原、花生四烯酸、凝血酶等（可选用任意一种）。

【方法】

1. 基本步骤

静脉采血 → 制备 PRP 及 PPP 血浆 → 在聚集仪检测 → 结果判断

2. 操作

（1）用塑料注射器顺利抽取静脉血 4.5ml。注入到含有 0.5ml 的 0.109mol/枸橼酸钠溶液的硅化试管中，充分混匀。

（2）1000r/min 离心 10min，分离富血小板血浆（PRP），要求血小板浓度为（200～400）$\times 10^9$/L。

（3）将剩余的血液以 3000r/min 离心 20min，分离贫血小板血浆（PPP），血小板数为＜（10～20）$\times 10^9$/L。

（4）以 PPP 调整 PRP 血小板至（200～400）$\times 10^9$/L。

（5）先将 PPP 加入比色杯中，插入测定孔中，调仪器“0”点；然后将 PRP 加入比色杯（体积视聚集仪而定）中，放入测定孔内，调节透光度为 10，并加搅拌磁棒，在 37℃预热 3min。

（6）打开记录仪走纸开关，描记 10s 的 PRP 基线，随后在 PRP 中加入诱导剂，同时开始搅拌（1000r/min）测定时间为 6～10min，记录纸的走纸速度一般为 2cm/min，记录聚集波型。

【结果判断】

按 O’Brien 的计算法计算最大聚集率（MAR%）、坡度及 5min 有效解聚率。

1. 坡度　是沿着聚集曲线下降的最陡峭部分做一切线，以 2min 走的距离作为底边，测定切线到底边的垂直高度，即为坡度（单位为“度（°）”，记录纸 1 小格的距离为 1°）。

2. 5min 有效解聚率　计算公式为：5min 有效解聚率（%）＝［（$h_1 - h_2$）÷h_1］×100%，h_2 为加入 ADP 后 5min 时的透光度与 PRP 基线高度之间的距离，具体示意图见图 11－1。

3. 最大聚集率（MAR%）　测量最大聚集时距 PRP 基线的高度（h_1），并测量 PRP 基线与 PPP 基线的高度（h_0），按下列公式可求得最大聚集率：MAR（%）＝$h_1/h_0 \times$ 100%。

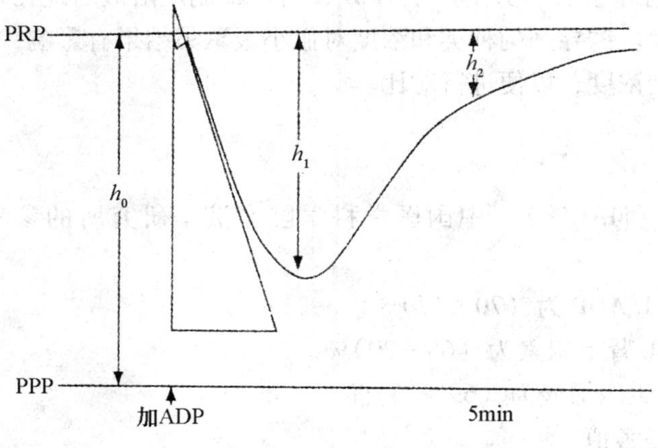

图 11－1　血小板聚集示意图

【结果记录】

记录最大聚集率、达到最大聚集率所需时间、2min 时的聚集率以及坡度等。

【注意事项】

（1）抽血要顺利，不可反复穿刺和混入气泡。

（2）血浆 pH 在 6.8～8.5 的标本可获得最佳聚集效果，pH 低于 6.4 或高于 10.0 时，将会使集聚受抑或消失。

（3）阿司匹林、双嘧达莫、肝素、双香豆素等均可抑制血小板聚集。采血前 1 周内不应服此类药物。

（4）接触血小板的玻璃器皿如未经硅化，可影响血小板凝集力，甚至使原来正常者出现异常结果。

（5）红细胞混杂、溶血、血浆脂类会降低悬液透光度，掩盖血小板聚集变化。

（6）标本应在 3h 内完成检测，放置过久会降低血小板聚集的强度和速度；放置温度以 15～20℃为宜，温度过低会导致血小板激活，故切忌放入冰箱。

（7）钙是血小板聚集中的重要因素，由于 EDTA 整合 Ca^{2+} 作用强，使 ADP 不能引起血小板聚集，故而不以 EDTA 作抗凝剂。

（8）ADP 在保存中会自行分解产生 AMP，所以配制成溶液后应在 -20℃冰箱中贮存，肾上腺素应避光保存。诱导剂的种类和浓度对血小板聚集结果有影响，因此临床判断时应该注明所用的诱导剂浓度，以便进行对比。

【参考范围】

1. 最大聚集率（MAR%）　中国医学科学院血液学研究所的参考值以最大聚集率（MAR%）表示。

（1）11.2μmol/L ADP 为（70±17）%。

（2）5.4μmol /L 肾上腺素为（65±20）%。

（3）20mg/L 花生四烯酸为（69±13）%。

2. O’Brien 的参考值

（1）浓度：6×10^{-6}mol/L 的 ADP 时 MAR 为（35.2±13.5）%，坡度为 63.9°±22.2°。

（2）浓度：4.5×10^{-5}mol/L 的肾上腺素可引起双向聚集曲线。此时第一相 MAR 为（20.3±4.8）%；坡度 61.9°±32.9°。

【临床意义】

1. 增高　反应血小板聚集能力增强。见于血栓前状态和血栓性疾病，如心肌梗死、心绞痛、妊娠高血压综合征、静脉血栓形成、高脂血症等。

2. 减低　反应血小板聚集功能减低。见于血小板无力症、巨大血小板综合征、MDS、服用抗血小板药物、低（无）纤维蛋白原血症等。

【评价】

本试验主要用于观察血小板的聚集功能，不同的诱导剂其参考范围不同。在用于协助诊断血小板聚集功能疾病时，常用花生四烯酸和瑞斯托霉素作为诱导剂。另外，在血小板浓度过低时，本法的敏感性降低。

实验四十七　血小板表面相关抗体测定（ELISA 法）※

【目的和要求】

掌握血小板相关抗体检测的原理、方法、注意事项和临床意义。

【实验原理】

ELISA 法测定血小板相关抗体（PAIg）：抗血小板抗体与血小板相关抗原结合形成抗原 - 抗体复合物，血小板破碎后此复合物存在于上清液成分中。将该上清液加至抗人 IgG、抗人 IgM 或抗人 IgA 包被的微孔反应板中，与抗人 IgG（IgM 或 IgA）结合，再加入酶标记的抗人 IgG、抗人 IgM 或抗人 IgA，经孵育后洗涤，然后加底物显色。颜色深浅与血小板溶解液的 PAIg 的含量成正比。将已知 Ig 含量的参考血清做标准曲线，根据标准曲线计算出相应的 PAIgG、PAIgA、PAIgM 的含量。

【试剂与仪器】

1. 试剂

（1）抗凝剂：67mmol/L EDTA - Na_2。

（2）缓冲液：0. 01mol/L PBS - 0. 05% 聚山梨酯 20 - 4% PEG，pH 7. 4。

（3）反应液：0. 02mol/L Tris - 盐酸缓冲液，pH7. 4。

（4）洗涤液：0. 01mol/L PBS - 67mmol/L EDTA - Na_2，pH 6. 5。

（5）包被液：0. 05mol/L 碳酸盐缓冲液，pH 9. 6。

（6）终止液：2mol/L 硫酸。

（7）显色液：0. 1mol/L 枸橼酸 - 枸橼酸钠液 100ml，加邻苯二胺 40mg 和 30% 过氧化氢溶液 12μl。

（8）辣根过氧化物酶标记的抗人 Ig 抗体（IgG、IgA、IgM）。

（9）抗人 Ig 抗体（如 IgG、IgA、IgM）。

（10）参比血浆。

2. 仪器 血球计数仪、37℃恒温箱、酶标仪、离心机。

【方法】

1. 基本步骤

静脉采血制备血小板溶解液 ⟶ 包被抗体 ⟶ 反应、37℃孵育 ⟶ 酶标板洗涤 + 显色剂 ⟶ 酶标仪检测 ⟶ 结果计算

2. 操作

（1）标本制备：静脉血 4.5ml 与 67mmol/L EDTA – Na_2 0.5ml 混合，以 252g 离心 8min。取上层 PRP 以 2264g 离心 20min，弃去上清液，洗涤液洗血小板 3 次。悬浮血小板于少量缓冲液中，将血小板数调整为 100×10^9/L，以 1∶100（V/V）加入 NP – 40（终浓度为 1%），使血小板溶解。置 4℃ 30min，以 2264g 离心 10min，取上清液供测定用，也可储存在 –20℃ 1 周内测定。

（2）抗体包被：用 0.05mol/L 碳酸盐缓冲液稀释各种抗体：IgG 5mg/L、IgM 5mg/L、IgA 25mg/L，在微孔板中加入抗体，每孔加 0.1ml。加盖后置 37℃ 3h，随后置 4℃冰箱过夜。次日，用 0.02mol/L Tris – 盐酸缓冲液洗板 3 次，甩干、室温晾干，密封后 4℃储存。

（3）反应：每孔加入 0.1ml 被检标本的血小板溶解液，37℃温育 1h，用洗涤液洗板 3 次。甩干后，加 0.1ml 辣根过氧化物酶标记的抗人 Ig 抗体（IgG、IgA、IgM），37℃温育 1h。取出，同上洗涤 3 次。甩干，加显色剂 0.1ml，37℃反应 20min。加 2mol/L 硫酸 50μl，终止反应。

（4）测量：在酶标仪 492nm 处测定各孔吸光度（A 值）。

（5）标准曲线制作：每块反应板均应做相应的标准曲线，将参考血清稀释成 10 个浓度的参照品（IgG 每 0.1ml 为 2 ~ 1000ng；IgA、IgM 每 0.1ml 为 0.49 ~ 250ng）以替代血小板溶解液，操作同上，做双孔测定。以参照品管内抗体量的对数为横坐标，相对应孔的吸光度为纵坐标，在对数纸上绘制标准曲线。

【结果计算】

以标准曲线所含 IgG、IgM 或 IgA 量的对数为横坐标，相应各孔的 A 值为纵坐标，在对数纸上绘制标准曲线。根据测定孔的 A 值计算 PAIgG、PAIgM 及 PAIgA 的含量，以 ng/10^7 血小板表示，或根据回归方程求出相应的含量。

【结果记录】

记录各标准管和测定管的吸光度。

【注意事项】

（1）因皮质激素可影响结果，故应停药 2 周以上才能抽血检测。
（2）血小板计数要求准确。
（3）标准曲线及待测标本均应做两孔，取其平均值。如两孔 A 值相差 >0.1，均应重测。
（4）注射器和试管必须涂硅或用塑料制品。

【参考范围】

PAIgG：0 ~ 78.8 ng/10^7 血小板；PAIgM：0 ~ 7.0 ng/10^7 血小板；PAIgA：0 ~ 2.0 ng/10^7 血小板。

【临床意义】

1. 增高　多见于特发性血小板减少性紫癜（ITP），90% 以上 ITP 患者的 PAIgG 增高。本试验作为诊断 ITP 的指标之一。

2. 降低　ITP 患者经肾上腺皮质激素治疗有效者，PAIgG 会下降，本试验作为 ITP 观察疗效及估计预后的指标。

【评价】

本试验是免疫性血小板减少性紫癜诊断、疗效及预后估计的重要指标，也有助于其他血小板疾病的免疫机制研究。在 ITP 中，PAIgG 测定阳性率占 90% 以上，因此 PAIgG 测定显得最为重要。

【思考题】

1. 束臂试验是通过怎样的原理完成？有何临床意义？
2. 哪些因素可影响 BT 测定的准确性？
3. BT 测定有何临床意义？
4. 异常血小板有哪些形态特征？各有何临床意义？
5. 影响血小板聚集试验因素有哪些？日常工作中如何避免与克服？
6. 血小板聚集试验结果增高或减低各有何临床意义？
7. 血小板表面相关抗体测定（ELISA 法）原理包括哪几个方面？如何判断结果？有何临床意义？

（广西卫生管理干部学院　李瑞祥）

第十二章　凝血因子与抗凝物质检验

实验四十八　全血凝固时间测定（普通试管法）

【目的和要求】

掌握全血凝固时间测定的原理、方法、注意事项和临床意义。

【实验原理】

离体静脉全血与普通试管接触后，通过Ⅻ因子的激活，启动内源性凝血系统，最后生成纤维蛋白而使血液在试管内凝固，这一过程所用的时间即为凝血时间（clotting time，CT)，是内源性凝血系统的一种筛查试验。

【试剂与仪器】

（1）内径 8mm 普通玻璃试管。

（2）37℃水浴箱、秒表、一次性灭菌注射器。

【方法】

1. 准备　取内径 8mm 的玻璃试管 3 支，编号 1、2、3。

2. 采血　顺利抽取受检者静脉血 3ml，并从血液流入针头开始计时，拔去针头，依次沿管壁每支试管加入 1ml 血液，37℃水浴。

3. 观察结果　血液水浴 3min 后，每隔 30s 轻轻倾斜第一管 1 次，直到倾倒试管血液不再流动为止，再依次观察第二管、第三管，当第三管血液凝固停止计时。

【结果判断】

血液凝固的判定：在光线明亮处，倾倒试管血液从容易流动状到明显胶胨块状而不易流动时即为血液凝固。

【结果记录】

从血液流入注射器到第三管血液凝固所用时间为全血凝固时间，以此结果报告。

【注意事项】

（1）静脉采血时要一针见血，尽量减少组织液和空气混入，不能有溶血。

（2）倾斜动作要轻，角度要小（约30°）以减少血液与试管壁的接触面积。

（3）试管的孔径要恒定，内径越大，凝固时间越长。

（4）水浴温度要恒定，过高或过低均可使凝固时间延长。

（5）血液凝固迅速者，应考虑为高凝状态或标本混入组织液，应结合具体情况进行区分。

（6）纤溶亢进者，有时血凝块刚形成即溶解，实验中应该仔细观察，以免漏查。

【参考范围】

普通玻璃试管法：4～12min。

塑料试管法：10～20min。

硅化试管法：15～30min。

【临床意义】

1. CT 延长　见于：①因子Ⅷ、Ⅸ、Ⅻ血浆水平减低，如血友病 A、B；②血管性血友病；③严重的凝血酶原、因子Ⅴ、因子Ⅹ及纤维蛋白原缺乏，如肝病、阻塞性黄疸、新生儿出血症等；④纤溶亢进，如 DIC、原发性纤溶等；⑤血液循环中存在抗凝物质，如抗因子Ⅷ、Ⅸ抗体，狼疮抗凝物质等。

2. CT 缩短　见于：①血液呈高凝状态，如 DIC 的高凝期，促凝物质进入血液及凝血因子活性增强等；②血栓性疾病，如脑血管病变、不稳定型心绞痛、心肌梗死、肺梗死、深静脉血栓形成、糖尿病血管病变、肾病综合征及妊娠高血压综合征等。

【评价】

本试验试管法不敏感，仅能检出水平 FⅧ: C < 2% 的重型血友病患者，但方法简单；硅管法敏感，可检出因子 FⅧ: C < 45% 的亚临床型血友病。

实验四十九　活化部分凝血活酶时间测定

【目的和要求】

掌握活化部分凝血活酶时间测定的原理、方法、注意事项和临床意义。

【实验原理】

在37℃条件下，用激活剂（白陶土或鞣花酸）激活Ⅻ因子和Ⅺ因子，以脑磷脂（部分凝血活酶）替代血小板提供凝血的催化表面，在 Ca^{2+} 的参与下，测定乏血小板血浆

（PPP）的凝固时间。活化部分凝血活酶时间（activated partial thromboplastin time，APTT）是内源性凝血系统敏感、简便和常用的筛选试验。

【试剂与仪器】

1. 试剂

（1）APTT 试剂（含白陶土、硅土或鞣花酸及脑磷脂）。

（2）25mmol/L 氯化钙溶液。

（3）0.109mol/L 枸橼酸钠溶液。

（4）正常人冻干混合血浆（多为商品试剂）。

2. 器材　37℃水浴箱、秒表、离心机、试管、灭菌注射器等。

【方法】

1. 标本采集和处理　静脉采血 1.8ml，加入含 0.109mol/L 枸橼酸钠溶液 0.2ml 的试管中，充分混匀，3000r/min 离心 20min，分离乏血小板血浆（PPP）。

2. 预温活化　试管中加入预温的正常人冻干混合血浆及 APTT 试剂各 0.1ml，混匀，37℃水浴 3min，轻轻振摇数次。

3. 测定　在上述试管中加入预热至 37℃的 25mmol/L 氯化钙溶液 0.1ml，混匀，立刻启动秒表计时，置入水浴中不断轻轻摇晃，并观察试管内的流动状态，当液体停止流动时停止计时，记录凝固时间。

4. 测定待检血浆的凝固时间　同样的方法测定待检血浆的凝固时间。

【结果判断】

血浆凝固的判定：在光线明亮处，观察血浆加入氯化钙溶液后出现纤维蛋白丝即为血浆凝固。

【结果记录】

APTT 值为从加入氯化钙溶液开始到血浆停止流动的时间，测定 3 次，结果取平均值，分别报告正常对照标本和患者标本测定时间。

【注意事项】

（1）采血必须顺利，血样与抗凝剂充分混合。

（2）ICSH 推荐使用枸橼酸钠抗凝剂，浓度为 0.109mol/L，血液和抗凝剂的比例为

9:1。

（3）标本应在2h内测定。

（4）加入APTT试剂后温育时间不得少于3min。

（5）分离血浆时，务必充分离心，以便获得合格的乏血小板血浆（血小板<20×10^9/L）。

（6）若正常人冻干混合血浆APTT明显延长，则提示APTT试剂质量不佳，必须更换试剂后重做。

【参考范围】

男性：37 ±3.3s。

女性：37.5 ±2.8s。

受检者超过正常对照10s以上有病理意义。

【临床意义】

1. APTT延长　主要见于：①内源性凝血途径中相关凝血因子Ⅷ、Ⅸ和Ⅺ水平降低，如血友病A、B及Ⅺ缺乏症和血管性血友病；②病理或生理性抗凝物增多，如因子Ⅷ、Ⅸ抗体、狼疮抗凝物、类肝素抗凝物质增多；③严重的纤维蛋白原、凝血酶原、因子Ⅴ、Ⅹ缺乏，如严重肝脏疾病、口服抗凝剂、新生儿出血症、吸收不良综合征、应用肝素等；④纤溶活性增强，如继发性、原发性纤溶亢进及血液循环中的FDP增多。

2. APTT缩短　多见于血液高凝状态（如DIC的高凝血期、促凝物质进入血流及凝血因子活性增强等）及血栓性疾病等。

3. 肝素治疗检测　APTT对血浆肝素的浓度较敏感，是目前广泛应用的实验室检测指标，一般在肝素治疗期间，APTT维持在正常对照的1.5~3.0倍。

【评价】

（1）APTT测定是内源性凝血系统较为灵敏、简便的常用筛查试验，能检出FⅧ:C<25%的轻型血友病，较CT敏感。

（2）APTT试验以磷脂作为接触表面，用白陶土、鞣花酸为激活刑，这些激活剂对肝素、狼疮抗凝物、因子Ⅷ和因子Ⅸ的敏感性各不相同，在检测中应根据不同检测目的选择适宜的激活剂。

实验五十　凝血酶原时间测定（一期法）

【目的和要求】

掌握凝血酶原时间测定（一期法）的原理、方法、注意事项和临床意义。

【实验原理】

在受检血浆中加入过量的含钙组织凝血活酶（主要含组织因子和脂质），使凝血酶原转变为凝血酶，进而使纤维蛋白原转变为纤维蛋白，观察血浆凝固所需的时间即为凝血酶原时间（prothrombin time，PT）。本试验是外源性凝血系统常用的筛查试验。

【试剂与仪器】

1. 试剂
（1）含钙组织凝血活酶试剂。
（2）正常混合冻干血浆。
（3）0.109mol/L 枸橼酸钠溶液。
2. 仪器 同“实验四十九”。

【方法】

1. 标本采集和处理 静脉采血 1.8ml，加入含 0.109mol/L 枸橼酸钠溶液 0.2ml 的试管中，充分混匀，3000r/min 离心 20min，分离乏血小板血浆（PPP）。

2. 预温 将含钙组织凝血活酶试剂、正常人冻干混合血浆和待测血浆，分别置 37℃水浴中预温 5min。

3. 测定 取试管 1 支，加入正常人冻干混合血浆 0.1ml，37℃水浴预温 30s，再加入预温的含钙组织凝血活酶试剂 0.2ml，混匀，同时开启秒表计时。

4. 计时 不断轻轻倾斜试管，记录至液体停止流动所需要的时间。重复以上操作 2～3 次，取平均值，即为凝血酶原时间。

5. 测定待检者血浆 PT 同样的方法测定待检者血浆的 PT（重复测定 2～3 次，取平均值）。

【结果判断】

血浆凝固判定同 APTT。

【结果记录】

PT 值为从加入含钙组织凝血活酶试剂开始到血浆停止流动的时间，2～3 次 PT 值的平均值为测定结果。

【注意事项】

1. 采血容器　临床和实验标准化协会（CLSI）建议使用高质量塑料或聚乙烯试管收集标本，或采用硅化的玻璃器采血，并有充分的透明度和空间便于血液与抗凝剂混合。

2. 采血技术　采血必须顺利，避免溶血、黄疸、泡沫和凝血块，任何微小的凝块都会影响测定结果，必须重新采血，血液和抗凝剂必须充分混合。

3. 测定时间　标本应在1h内完成测定，4℃冰箱保存不得超过4h。

4. 水浴温度　水浴温度应控制在（37±0.5）℃，温度过高或过低都可影响测定结果。

5. 抗凝剂量　根据血细胞比容（Hct）调整抗凝剂用量，当血细胞比容（Hct）在0.2～0.5时血液和抗凝剂比例应按9∶1，当Hct＜0.2或Hct＞0.5时应调整抗凝剂的用量，Mac Gann调整公式为：抗凝剂（ml）＝（100－Hct）×血液量（ml）×0.00185。

6. 试剂要求　由于每次使用的钙组织凝血活酶活性不尽相同，测定的条件有所变动，故每次测定均有正常对照，含钙凝血活酶必须注明国际敏感指数（ISI）。

【参考范围】

报告方式有：

1. PT　11～13s（超过正常值3s有临床意义）。

2. PTR（PTR值＝受检血浆的PT值/正常人冻干混合血浆的PT值）　0.85～1.5。

3. INR（国际标准化比值，INR＝ PTR^{ISI}）　0.8～1.5。

【临床意义】

1. PT延长　常见于：①先天性凝血因子Ⅱ、Ⅴ、Ⅶ、Ⅹ减少以及低或无纤维蛋白原血症；②获得性凝血因子缺乏，如肝脏疾病、DIC、维生素K缺乏、原发性纤溶亢进；③血液循环中抗凝物质增多，如肝素、FDP和抗因子Ⅱ、Ⅴ、Ⅶ、Ⅹ的抗体。

2. PT缩短　常见于：①先天性因子Ⅴ增多；②DIC早期（高凝状态）；③口服避孕药、血栓前状态或血栓性疾病。

3. 口服抗凝剂的检测　PT是监测口服抗凝剂的常用指标，PT维持在正常对照值的1.5～2.0倍，PTR维持在1.5～2.0倍，INR 2.0～3.0为佳。

【评价】

（1）PT测定结果受凝血活酶制剂及血浆是否进行缓冲的影响，血浆中若无缓冲剂，则血浆的pH随时间而增加，可使易变因子失活，从而使PT延长。

（2）INR主要用于华法林抗凝治疗监测的标准化，不推荐作为评价肝病患者凝血功能的指标。

（3）试管法为国际推荐的方法，其准确度比血凝仪法差，但多次重复测定也可得到较为准确的结果。

实验五十一 凝血酶时间测定和凝血酶时间纠正试验

（一）凝血酶时间测定

【目的和要求】

掌握血浆凝血酶时间测定的原理、方法、注意事项及临床意义。

【实验原理】

在37℃条件下，在血浆中加入标准化的凝血酶溶液后，血浆凝固所需时间即为凝血酶时间（thrombin time，TT），TT是凝血共同途径的常用筛查试验。

【试剂与仪器】

1. 试剂

（1）0.109mol/L枸橼酸钠溶液。

（2）凝血酶溶液：将冻干凝血酶先以蒸馏水复溶，再以生理盐水调至正常血浆在16～18s凝固为标准。

（3）正常对照血浆。

2. 器材　同“实验四十九”。

【方法】

1. 标本准备　常规静脉采血1.8ml，加入含0.109mol/L枸橼酸溶液0.2ml的试管中，充分混匀，3000r/min，离心20min，分离乏血小板血浆（PPP）。

2. 预温　将对照血浆0.1ml加入试管中预热，37℃水浴5min。

3. 计时　试管中加入凝血酶溶液0.1ml，立刻启动秒表，观察出浑浊的最初凝固时间，重复测定2～3次，取平均值，即为正常对照的TT值。

4. 测定受检血浆的TT值　同法测定受检血浆的TT值。

【结果判断】

血浆凝固判定同APTT。

【结果记录】

TT值为从加入凝血酶试剂开始到血浆出现凝固的时间，2～3次TT值的平均值为测定结果。

【注意事项】

（1）采血必须顺利，不得混入组织液。

（2）已稀释好的凝血酶溶液应置于4℃保存，保存期为3天。

（3）血浆在室温下放置不得超过3h。

（4）血样不宜用肝素或EDTA－Na_2抗凝。

（5）试验终点判断以出现浑浊的初期凝固为准。

【参考范围】

16～18s，超过正常对照3s以上有意义。

【临床意义】

1. TT延长　见于肝素增多或类肝素抗凝物质存在，如系统性红斑狼疮、肝病、肾病，低（无）纤维蛋白原血症、异常纤维蛋白原血症、纤维蛋白（原）降解产物增多、DIC等。

2. TT缩短　罕见，主要见于某些异常蛋白血症或巨球蛋白血症。此外较多的是技术原因，如标本在4℃环境放置过久、组织液混入血浆等。

3. TT可作为监护指标　在使用链激酶、尿激酶做溶栓治疗时，可用TT作为监护指标，以控制在参考范围的3～5倍。

【评价】

（1）TT测定是检测纤维蛋白原的降低或异常的最为敏感的筛选试验，TT检测的是可凝固的纤维蛋白原，因此可提供关于纤维蛋白原功能的信息。

（2）过高的纤维蛋白原因抑制纤维蛋白单体的交联可致TT延长，异常纤维蛋白原血症时，TT可延长或缩短，故TT检测纤维蛋白原含量及功能时亦存在一定误差。

（二）凝血酶时间纠正试验

【目的和要求】

掌握凝血酶时间纠正试验（甲苯胺蓝纠正试验）的原理、方法、注意事项及临床意义。

【实验原理】

甲苯胺蓝可纠正肝素的抗凝作用，在凝血酶时间延长的受检血浆中加入少量的甲苯胺蓝，若延长的凝血酶时间恢复正常或明显缩短，则表示受检血浆中肝素或类肝素样物质增多，否则为其他类抗凝物质或者是纤维蛋白原缺陷。

【试剂与仪器】

1. 试剂

（1）0.1%甲苯胺蓝溶液。

（2）凝血酶溶液：将冻干凝血酶先用蒸馏水适量复溶，再用生理盐水调至使正常血浆在16～18s凝固。

2. 器材　同“实验四十九”。

【方法】

1. 预温　取TT延长的受检者的血浆0.1ml加入试管中，加0.1ml 0.1%甲苯胺蓝溶液，混匀后置37℃水浴中。

2. 测定计时　加入工作浓度的凝血酶溶液0.1ml，记录血浆凝固的时间，重复测定2～3次，取平均值，即为纠正后的的TT值。

【结果判断】

血浆凝固判定同APTT。

【结果记录】

纠正后的TT值为从加入凝血酶试剂开始到血浆出现凝固的时间，2～3次纠正后TT值的平均值为测定结果。

【注意事项】

（1）待侧血浆在室温下放置时间不易超过3h。

（2）不宜用EDTA和肝素抗凝剂，否则影响结果。

（3）在纤维蛋白原含量过低时，甲苯胺蓝可使凝固结果判断困难，要特别注意。

（4）每次操作都要对凝血酶溶液进行校正，保持正常血浆的TT值在16～18s。

【参考范围】

在TT延长的受检血浆中，加入甲苯胺蓝后TT明显缩短，两者相差5s以上，提示受检血浆中肝素或类肝素样物质增多，否则提示TT延长不是由于肝素类物质所致。

【临床意义】

血中类肝素物质增多，多见于过敏性休克、严重肝病、肝叶切除、肝移植、DIC，也可见于使用氮芥以及放疗后的患者。

实验五十二　抗凝血酶含量测定（免疫比浊法）※

【目的和要求】

掌握免疫比浊法检测血浆抗凝血酶Ⅲ抗原含量的原理、方法、注意事项和临床意义。

【实验原理】

抗凝血酶Ⅲ（antithrombin Ⅲ，AT－Ⅲ）与其相应特异抗体产生免疫复合物，用透射比浊法测定免疫复合物的浊度，其浊度高低与血浆中的抗凝血酶Ⅲ浓度成正比。

【试剂与仪器】

1. 试剂

（1）AT－Ⅲ抗血清：35ml×2。

（2）AT－Ⅲ参比品：1.0ml。

2. 器材　比浊仪、离心机、加样枪、试管、37℃水浴箱等。

【方法】

1. 分离血浆　静脉常规采血1.8ml，加入含有0.109mol/L枸橼酸钠溶液0.2ml的试管中，充分混匀，3000r/min离心20min，分离贫血小板血浆。

2. 加样　取两支试管分别标注“测定管”和“参比管”。在测定管中加待测血浆40μl和AT－Ⅲ抗血清1ml，在参比管中加参比品40μl和AT－Ⅲ抗血清1ml。

3. 水浴　混匀各管，在37℃水浴箱中水浴15～30min。

4. 测定　340nm处以AT－Ⅲ抗血清调零，测定各管A值。

5. 计算　计算抗凝酶含量。

【结果判断】

按如下公式计算抗凝酶含量：

$$\text{AT}-\text{Ⅲ含量（mg/L）}=\frac{\text{测量管}A\text{值}}{\text{参比管}A\text{值}}\times\text{参比品浓度（mg/L）}$$

【结果记录】

记录各管的吸光度，通过计算求出AT－Ⅲ含量后报告。

【注意事项】

（1）标本浊度过高时，应该调整标本的稀释比例重新测定。

（2）高血脂、黄疸和溶血对本实验的影响较小。

（3）本法测定线性范围为 0～720mg/L。

【参考范围】

(290 ±30.2)mg/L。

【临床意义】

1. 抗凝血酶增高　见于血友病 A 和 B、ALL、再生障碍性贫血以及口服抗凝药物的治疗过程中。

2. 抗凝血酶减低　见于遗传性和获得性 AT 缺乏，前者是一种常染色体显性遗传病，患者常在手术后、创伤后、感染后、妊娠或产后可反复发生静脉血栓。获得性 AT 缺乏常见于：①AT 合成降低，见于肝脏疾病，如肝硬化、重症肝炎、肝癌晚期，常与疾病的严重程度相关，可伴有血栓形成；②AT 丢失增加，见于肾病综合征；③AT 消耗增加，见于血栓前状态和血栓性疾病，如心绞痛、心肌梗死、DIC、脑血管病变、口服避孕药。

【评价】

本方法操作简单、用时短，可用在比浊血凝仪上进行自动检测，相对火箭电泳法本法准确性更高，目前本法被广泛应用。

实验五十三　蛋白 C 含量测定（ELISA 法）※

【目的和要求】

掌握蛋白 C 抗原测定（ELISA 法）的原理、方法、注意事项和临床意义。

【实验原理】

采用酶联免疫双抗体夹心法原理定量测定血浆中蛋白 C（protein C，PC）含量。包被在固相载体上的抗 PC 抗体与待检血浆中 PC 结合，加入酶标抗体后形成复合物，其与底物作用呈现显色反应，在 492nm 处测得的 A 值与血浆 PC 含量成正比。

【试剂与仪器】

1. 试剂　商品试剂盒包括（96 人份）：

（1）可拆式已包被好抗 PC 抗体的反应条：16 ×6。

（2）酶标抗体：6 支。

（3）标准品（400ng）：6 支。

（4）稀释液：1 瓶。

（5）洗涤液：1 瓶。

（6）底物：6 瓶。

（7）H_2O_2：1 瓶。

（8）终止液：1 瓶。

2. 仪器　酶标仪、加样器、离心机、37℃水浴箱等。

【方法】

1. 标本准备　常规静脉采血 1.8ml，加入含 0.109mol/L 枸橼酸溶液 0.2ml 的试管中，充分混匀，3000r/min，离心 20min，分离乏血小板血浆（PPP）。

2. 试剂准备　按说明要求将稀释液用蒸馏水稀释到 150ml，将洗涤液用蒸馏水稀释到 500ml，将每支标准品用 2ml 稀释液准确复溶，取复溶后的标准品 250μl，用稀释液做 6 次倍比稀释，得到浓度为 200、100、50、25、12.5、6.25、3.125ng/ml 7 个标准点。将待测血浆用稀释液做 101 倍稀释（20μl 待检 +2ml 稀释液）。

3. 加样　每孔加不同浓度标准品和待测稀释血浆 100μl，空白对照孔中加入稀释液 100μl，37℃水浴 90min。

4. 洗涤　弃去反应孔内液体，用洗涤液注满各孔，静置 3s，甩干，反复 3 次。

5. 加酶标记抗体　每孔加酶标抗体 100μl，37℃水浴 90min。

6. 洗涤　弃去反应孔内液体，用洗涤液注满各孔，静置 3s，甩干，反复 3 次。

7. 显色　临用前每瓶底物用 5ml 蒸馏水溶解，然后加 35μl H_2O_2 混匀，然后每孔加混合液 100μl，37℃水浴 15 ~ 20min。

8. 终止　每孔加终止液 50μl。

9. 比色　酶标仪上 492nm 测定各孔的 A 值，以空白孔调零。

10. 绘图　以 A 对 PC 标准品浓度在半对数坐标纸上做标准曲线。

11. 计算　在曲线中查出待测血浆的 PC 含量，然后计算 PC 含量。

【结果判断】

按如下公式计算抗凝酶含量：

$$\text{PC 含量（μg/ml）} = \frac{\text{曲线中查出的 PC 含量}}{\text{1000（换算成 μg/ml）}} \times 100\text{（稀释倍数）}$$

【结果记录】

计算并报告 PC 含量。

【注意事项】

（1）每次检测时都应该制备标准曲线，酶标抗体、标准品、底物一经启用，应一次性用完。

（2）实验室温度最好在25℃。

（3）每次洗板时洗涤要充分，否则容易产生白板、颜色浅、污染等情况。

【参考范围】

3.0～5.2 μg/ml。

【临床意义】

1. PC抗原或活性增加　见于代偿性增加，如冠心病、糖尿病、肾病综合征、妊娠后期及炎症等，常呈代偿性增加。

2. PC抗原或活性减低　见于先天性PC缺陷症和获得性PC缺陷。

（1）先天性PC缺陷　表现为反复不明原因的血栓形成。Ⅰ型患者PC抗原及活性均减低；Ⅱ型患者PC抗原含量正常，而活性降低。

（2）获得性PC缺陷　常见于DIC、急性呼吸窘迫综合征、手术后、肝功能不全及口服双香豆素类抗凝剂患者。

【评价】

（1）PC检测是易栓症诊断必不可少的检查指标。

（2）PC检测可作为寻找静脉或动脉血栓病因、诊断高凝状态的存在，以及严重肝病和维生素K缺乏时对抗凝蛋白影响的重要依据，也是先天性PC缺陷症分类的重要依据。

（3）本法相对免疫火箭电泳法操作相对简单、用时短，能进行准确的定量。

实验五十四　自动血液凝固分析仪操作方法

血液凝固仪检测方法主要有凝固法、底物显色法、免疫学法、干化学法等。凝固法是血栓/止血试验中最常用、最基本的方法。半自动血凝仪以凝固法检测为主，全自动血凝仪除使用凝固法外，还使用了如底物显色法和免疫学法等其他分析方法，且自动化程度高。本实验介绍双磁路磁珠凝固法的Start 4半自动血凝仪操作方法和相关内容。

【目的和要求】

掌握Start 4半自动血液凝固仪工作原理、操作方法和检测项目。

【实验原理】

双磁路磁珠法：测试杯的两侧各有一组驱动线圈，它们产生恒定的交替电磁场，使测试杯内特制的去磁小钢珠保持等幅震荡运动。凝血酶试剂加入后，随着纤维蛋白的产生增多，血浆的黏稠度增加，小钢珠的运动阻力增大，从而运动振幅逐渐减弱，仪器感应到小钢珠运动的变化，将运动幅度衰减到50%时确定为凝固终点。

【试剂与仪器】

1. 试剂　以PT测试为例。

（1）含钙组织凝血活酶试剂。

（2）正常混合冻干血浆。

（3）0.109 mol/L枸橼酸钠溶液。

2. 仪器　37℃水浴箱、离心机、试管、Start 4半自动血凝仪（图12－1）等。

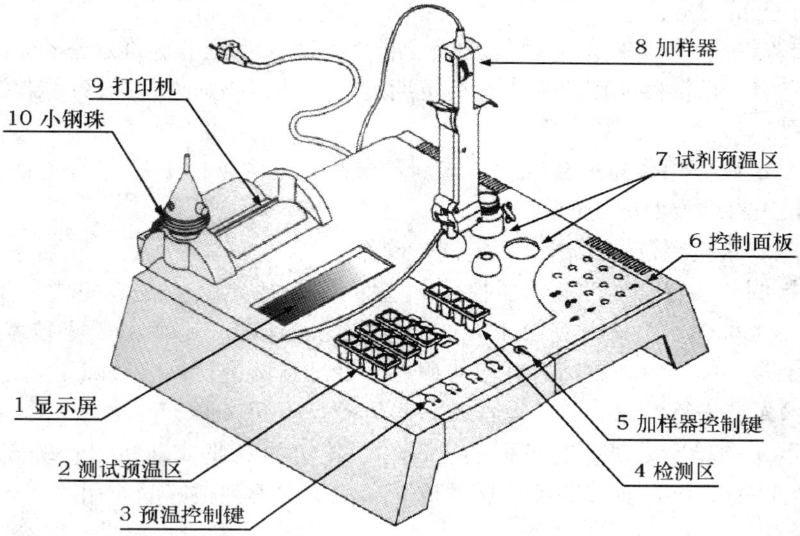

图12－1　Start 4半自动血凝仪

【方法】

各种仪器的操作方法不尽相同，应严格按仪器使用说明书进行操作。以检测PT为例简述操作步骤如下。

1. 开机自检　开机后仪器自动进行自检并进入准备状态，按任意键进入主界面。

2. 参数设置　在主界面下按“3”键进入测试参数的设置界面，选择测试项目为“PT”，进入PT的测试参数设置项，根据试剂盒的相关参数和实际情况进行各项参数（测试的最大时间、预温时间、测试单管或双管、精密度和结果单位）的设置，参数设置完毕后，按返回键回到主界面。

3. 标本和试剂准备　静脉采血1.8ml，加入含0.109mol/L枸橼酸钠溶液0.2ml的试管中，充分混匀，3000r/min离心20min，分离乏血小板血浆（PPP），并将待测血浆和正常冻干血浆水浴箱预温，含钙的凝血酶试剂吸到仪器配置的专用加样器中，并将其放在试剂预温区预温。

4. 测定 在主界面下按“1”键进入测试模式，选择PT测试选项，在测试杯中相应的位置加0.1ml待测血浆、0.1ml正常冻干血浆，每个测试杯中加小钢珠一颗，并将测试杯放在标本预温区激活预温控制键预温。预温完成后将测试杯移到测试区，激活加样器，每孔加预温的含钙的凝血酶0.2ml，仪器自动检测钢珠的运动情况测定PT值，测定完后，按打印键打印结果。

5. 测定其他项目 用同样的方法可以进行其他项目的检测。

6. 关机断电 测试完后取出剩余的试剂，然后关机，关闭电源。

【注意事项】

1. 安装环境 全自动凝血仪的安装环境，应符合仪器说明书的要求，如温度、湿度、通风状况、卫生情况等。

2. 仪器校准 仪器安装完毕后要进行校准，应用仪器配套标准品逐个检测项目进行校准后才能应用，在仪器应用过程中也要定期进行校准，特别是在维修后要校准，校准合格后方可使用。

3. 试剂 最好应用仪器配套试剂，试剂要求在规定的条件下保存，在有效期内使用。更换试剂后校正参数要及时更改。

4. 操作 严格按照仪器操作说明是进行操作。

5. 质量控制 购置合格的室内质控品，选择合适的质控方法进行室内质量控制。

6. 保养、维护仪器 每天有操作人员进行常规的保养，定期由厂家技术人员进行全面的检查和保养。仪器出现故障时，应对照故障处理指南进行排除故障，如不能排除，一般由厂家技术人员进行维修，检验操作人员不可擅自拆卸仪器。

7. 人员要求 检验人员应有较强的责任心、扎实的专业基础知识和较高专业技术水平，才能使自动血凝仪在血液系统疾病的诊断和治疗中得到很好的应用。

【检测项目】

1. 凝血系统 可进行凝血酶原时间（PT）、活化部分凝血活酶时间（APTT）、凝血时间（TT）、纤维蛋白原定量、凝血因子Ⅱ、Ⅴ、Ⅶ、Ⅹ、Ⅷ、Ⅸ、Ⅺ、Ⅻ活性等测定。

2. 抗凝血系统 可进行抗凝血酶（AT）、蛋白C（PC）、蛋白S（PS）、凝血因子Ⅷ抑制物、狼疮样抗凝物质（LAC）、抗活化蛋白C（APCR）等测定。

【评价】

双磁路磁珠法是半自动血凝血栓/止血试验中最常用、最基本的方法，其可检测凝血因子的含量又可检测凝血因子活性，检测结果不受溶血、黄疸及高脂血症的影响，即使加样中产生气泡也不会严重影响测试结果。该法有利于血浆和试剂的充分混匀，而且对测试杯的光学性质要求较低。

【思考题】

1. 全血凝固时间为什么从血液流入注射器到第三管血液凝固所用时间而不是三管凝

固的平均时间？

2. 简述活化部分凝血活酶时间测定的原理和临床意义。
3. 简述凝血酶原时间测定的原理和临床意义。
4. 凝血酶原时间测定时国际标准化比值（INR）报告方式有何优点？
5. 简述凝血酶时间测定的原理和临床意义。
6. 体液抗凝系统的因子有哪些？
7. 简述蛋白 C 含量测定（ELISA 法）的优、缺点？
8. 双磁路磁珠凝固法半自动血液凝固仪检测常用的原理是什么？

（湖南怀化医学高等专科学校　王　林）

第十三章　纤溶系统活性的检验

实验五十五　血浆硫酸鱼精蛋白副凝固试验

【目的和要求】

掌握血浆硫酸鱼精蛋白副凝固试验的原理、方法、注意事项及临床意义。

【实验原理】

纤维蛋白原在凝血酶作用下释放出肽 A、B 后转变为纤维蛋白单体（FM），纤维蛋白在纤溶酶作用下产生的纤维蛋白降解产物（FDP）可与 FM 形成可溶性复合物，硫酸鱼精蛋白可使该复合物中的 FM 游离出来，游离的 FM 可自行聚合成肉眼可见的纤维网状、絮状或胶胨状，即为 3P 试验阳性。它反映了 FDP（尤其是碎片 X）的存在。

【试剂和仪器】

（1）恒温水浴箱、离心机、试管。

（2）1% 硫酸鱼精蛋白溶液（pH 6.5），分装于小试管，置 -20℃ 备用。

（3）0.109mol/L 枸橼酸钠溶液。

（4）阳性对照血浆。

【方法】

1. 基本步骤

静脉采血分离 PPP ⟶ 加检测样品及试剂，37℃ 温育 ⟶ 结果判断

2. 操作

（1）常规静脉采血，分离乏血小板血浆（PPP）。

（2）取 0.5ml 枸橼酸钠抗凝（1:9）的 PPP 放入试管中，置 37℃ 水浴 3min。

（3）加 1% 硫酸鱼精蛋白溶液 50μl，混匀，置 37℃ 水浴 15 ~ 20min，观察结果。

【结果判断】

1. 阳性　血浆中有细或粗颗粒沉淀、纤维蛋白丝网或胶胨样物质。
2. 阴性　血浆透明清晰，无不溶解产物。

【结果记录】

记录测定管中是否出现颗粒状沉淀、絮状沉淀或胶胨样物质。

【注意事项】

（1）3P 试验不能用草酸盐、肝素或 EDTA 等作抗凝剂。

（2）抽血不顺利、抗凝不均或抗凝剂不足、标本保存于冰箱、到时未立即观察结果等均会导致假阳性结果。

（3）若水浴温度太低或纤维蛋白原含量过低都会造成假阴性结果。

（4）并非各种来源的硫酸鱼精蛋白都适用于此试验，应做预试验。

【参考范围】

正常人为阴性。

【临床意义】

1. 阳性　见于急性 DIC 早、中期，大出血，大手术后，严重感染，肝脏病变等。
2. 阴性　见于 DIC 晚期和原发性纤溶。

【评价】

（1）3P 试验是诊断 DIC 较特异的指标，但由于 DIC 所处阶段不同，尤其是在 DIC 晚期，由于纤维蛋白单体被分解而出现假阴性。目前测定血浆 *D* - 二聚体含量更能反应纤溶系统是否亢进。

（2）纤维蛋白原含量过低，也可能是导致 DIC 时 3P 假阴性的主要原因。

实验五十六　*D* - 二聚体测定（胶乳凝集法）

【目的和要求】

掌握胶乳凝集法测定血浆 *D* - 二聚体的原理、方法、注意事项和临床意义。

【实验原理】

D - 二聚体是交联纤维蛋白降解产物之一，为继发性纤溶之特有代谢物。以抗 *D* - 二

聚体单抗标记胶乳颗粒悬液，与受检血浆中存在 *D* – 二聚体结合，出现肉眼可见的胶乳颗粒凝集，即 *D* – 二聚体试验阳性反应。

【试剂与仪器】

（1）微量加样器、离心机、秒表、凹孔瓷板或玻璃板、塑料棒。

（2）*D* – 二聚体检测胶乳凝集试剂盒。

（3）pH 7. 35 磷酸盐缓冲液。

（4）0. 109mol/L 枸橼酸钠溶液。

【方法】

1. 基本步骤

静脉采血制备血浆 ⟶ 血浆与检测试剂混合 ⟶ 结果判断

2. 操作

（1）取 0. 109mol/L 枸橼酸钠抗凝剂 0. 2ml，顺利采血 1. 8ml，充分混合抗凝并分离血浆备用。

（2）取胶乳悬液 25μl 置反应板凹孔内，加 25μl 待测血浆，立即用塑料棒混匀（直径不超过 1. 0cm）。

（3）摇动反应板混合 3min。

（4）在较强的光线下，于黑色背景观察凝集情况。

（5）同上用磷酸盐缓冲液作阴性对照。

【结果判断】

胶乳颗粒较阴性对照明显粗大者为阳性。

【结果记录】

记录阴性对照、测定孔出现的胶乳颗粒大小情况。

【注意事项】

（1）试剂盒置 2 ~ 8°C 保存（切勿冻结），用前平衡至室温，轻轻混匀。

（2）反应板应保持清洁、干净。

（3）测定温度应高于 20℃，低温环境应延长 1 ~ 2min 观察结果。

【参考范围】

正常人为阴性反应。

【临床意义】

（1）增高：见于深静脉血栓、肺栓塞、DIC 早期等疾病。
（2）可作为溶栓治疗有效的观察指标。
（3）鉴别原发性纤溶症和继发性纤溶症，前者阴性或不高，后者阳性或增高。

【评价】

（1）本法敏感性较强，操作简单而且快速，是一种较理想的筛检试验。
（2）DIC 时，*D*－二聚体检测阳性或增高，早于 3P 试验和 FDP 测定，是早期诊断 DIC 的重要依据。
（3）凡有血块形成的出血，均可呈阳性，故特异性较低。

实验五十七 血清纤维蛋白（原）降解产物（FDP）测定（胶乳凝集法）

【目的和要求】

掌握纤维蛋白（原）降解产物测定的原理、方法、注意事项及临床意义。

【实验原理】

以抗纤维蛋白（原）降解产物（FDP）特异性抗体包被胶乳颗粒悬液，与待测标本混合，当标本中 FDP 的含量大于一定浓度（血清或尿液大于 2mg/L，血浆大于 2.5mg/L），便与胶乳颗粒上的抗体结合而形成肉眼可见的凝集反应。

【试剂与仪器】

（1）注射器、混匀用的塑料棒、吸管、加样器、冰箱、专用纸片板。
（2）鼠抗人 FDP 单抗包被的胶乳颗粒悬液。
（3）甘氨酸缓冲液。
（4）FDP 阳性对照液。
（5）FDP 阴性对照液。

【方法】

1. 基本步骤

标本采集，制备血清 ⟶ 标本稀释 ⟶ 加样品及试剂 ⟶ 结果判断

2. 操作

（1）制备血清：静脉采血 1ml，加入 10μl 凝血酶溶液和 5μl 抑肽酶，混匀，置于 37℃水浴 1h，以 3000r/min 离心 10min，分离血清。

（2）待测样本需先做两个稀释度 1:2（血清 50μl 加甘氨酸缓冲液 50μl），1:8（血清 50μl 加甘氨酸缓冲液 350μl），混合。

（3）每个稀释度各取 20μl，加入纸片板的相邻环形圈内。

（4）阳性对照、阴性对照各取 20μl 于各自环形圈内。

（5）每个环形圈内各加经摇匀的单抗胶乳悬液 20μl。

（6）每圈取一根混匀用小棒，将两液混合，然后轻巧地旋转纸片板 3min。

【结果判断】

（1）待测样本与阳性、阴性对照比较，若两个稀释度均与阴性对照一样，不产生凝集，则 FDP 值小于 5mg/L。

（2）若 1:2 出现凝集而 1:8 不凝集，则 FDP 在 5～20mg/L 之间。

（3）若两个稀释度均与阳性对照一样，产生凝集，则 FDP 值大于 20mg/L。

注：本法的 FDP 检测阈值为 2.5mg/L。超过 1:8 阳性时，检测阈值为大于 2.5×8（稀释倍数）=20mg/L。

【结果记录】

记录不同稀释度标本是否出现凝集情况。

【注意事项】

（1）胶乳反应板应保持清洁、干燥。

（2）测定环境温度应大于 20℃。

（3）试剂存储于 2～8℃，用前取出置于室温中。

（4）当血清样品类风湿因子呈强阳性时，可产生假阳性反应。

（5）包被抗体的胶乳悬液，每次用前均应充分混匀。

（6）待测血清保存时间：20℃ 8h，2～8℃ 24h，－20℃ 1 个月。

【参考范围】

＜5mg/L。

【临床意义】

增高：见于原发性纤溶亢进，以及高凝状态、DIC、肺栓塞、妊娠高血压综合征、溶栓治疗等所致的继发性纤溶亢进。

【评价】

（1）本法检测简便、快速、结果准确，目前应用最普遍。当标本中的类风湿因子（RF）强阳性或存在残余的 Fg 时可产生假阳性反应。

（2）反向血凝试验、葡萄球菌凝聚试验不如胶乳凝集法简便，免疫扩散、反向免疫电泳等方法目前较少应用。

实验五十八　血浆纤溶酶原含量测定（ELISA 法）※

【目的和要求】

掌握 ELISA 法测定血浆纤溶酶原的原理、方法、注意事项及临床意义。

【试验原理】

将纯化的兔抗人纤溶酶原（PLG）抗体包被在固相（聚苯乙烯反应板）板上，然后加含有抗原的血浆，待测标本中 PLG 与固相 PLG 抗体结合，并与酶标记的抗 PLG 抗体反应，形成双抗体夹心免疫复合物，然后加入底物显色，检测结合于固相的 PLG 含量，再根据标准曲线计算出标本中 PLG 的含量。

【试剂与仪器】

（1）37℃水浴箱、酶标仪、酶标板、孵育箱。
（2）正常标准血浆。
（3）纯化的兔抗人纤溶酶原抗血清。
（4）纤溶酶原（PLG）标准品。
（5）酶标的抗 PLG 单抗。
（6）底物：邻苯二胺（1mg/ml），用 pH 4.5、0.1mol/L 枸橼酸盐缓冲液配制。
（7）3mol/L 硫酸溶液，30% 过氧化氢溶液。
（8）洗涤液：0.01 mol/L PBS（含 0.05% Tween -20）。
（9）样品稀释液：0.25mol/L EDTA - Na_2 - PBS（含 2% BSA）。
（10）0.05 mol/L 碳酸盐缓冲液，pH 9.6。

【方法】

1. 基本步骤

包被兔抗人 PLG → 加入标准品、待测品 → 加入酶标抗 PLG →

酶标仪测定 → 制作标准曲线 → 计算 PLG 含量

2. 操作

（1）用碳酸盐缓冲液将抗 PLG 抗体配制为 100mg/L，每孔 0.1ml 加入到酶标板中，37℃温育 3h 或 4℃包被过夜，用含 Tween－20 的 PBS 洗去未结合的单抗。

（2）将经一系列稀释的标准品及 1∶200 稀释的待测标本加入含固相抗体的酶标板中，37℃温育 2h，洗涤 3 次。

（3）加 0.1ml 适当浓度的酶标抗 PLG 抗体，37℃温育 2h，洗涤 3 次。10ml 邻苯二胺溶液中（1mg/ml）加入 30% 过氧化氢 10μl，每孔加 0.1ml，显色 10min。

（4）每孔用 3mol/L 硫酸溶液 50μl 终止反应。在酶标仪上于 492nm 波长测各孔吸光度。

（5）以标准品的浓度为纵坐标，与其对应的吸光度值为横坐标，在半对数纸上绘制标准曲线。

【结果判断】

以待测样品的吸光度值从标准曲线上查出其对应的 PLG 的数值，再乘以稀释倍数，得出标本中的 PLG 的含量。

【结果记录】

记录各标准管和测定管的吸光度（A）。

【参考范围】

(0.22 ±0.03)g/L。

【临床意义】

1. 增高　表示纤溶活性减低（见于血栓前状态和血栓性疾病）。

2. 降低　表示纤溶活性增高（见于原发性纤溶症、DIC 和大手术、重型肝炎等获得性纤溶酶原缺乏症）。也可见于先天性纤溶酶原缺乏症。

【评价】

纤溶酶原测定可部分替代早期的优球蛋白溶解时间测定和染色法进行的纤溶酶活性测

定。但溶栓治疗时，因使用的溶栓酶类不同，在治疗开始阶段 PLG 含量和活性下降，不一定是纤溶活性增高的标志，应进一步选择纤维蛋白降解产物（FDP）或 *D* – 二聚体测定，以了解当时体内真正的纤溶活性状态。

【思考题】

1. 硫酸鱼精蛋白在 3P 试验中有何作用？3P 试验中应注意哪些事项？阳性结果有何意义？

2. 为何要把抗 *D* – 二聚体单克隆抗体包被于胶乳颗粒上进行反应？*D* – 二聚体测定阳性结果有何临床意义？

3. 血清纤维蛋白（原）降解产物（FDP）测定的原理是什么？如何避免假阳性反应？该检测有何临床意义？

（广西卫生管理干部学院　李瑞祥）

第十四章　综合分析题

1. 赵某，男性，18 岁。2 年前出现疲乏无力，伴头晕、活动性心悸等体征，近期再次出现以上症状入院治疗。体格检查：面色苍白，无发热，无皮肤出血点，无其他体格检查异常。实验室检查：WBC 4.8×10^9/L，RBC 2.5×10^{12}/L；Hb 60g/L；PLT 120×10^9/L，网织红细胞 0.012。尿常规检查正常，肝、肾功能正常；骨髓象：有核细胞增生活跃，红系增生明显，中幼红细胞占 27%，晚幼红细胞占 30%，各期红细胞体积均较小，核染色质致密，浆少，边缘不整齐，成熟红细胞以小为主，中心淡染区扩大。

请根据以上条件：①设计必要的检查项目，初步诊断何种疾病？②分析可能出现的检查结果。

2. 洪某，男性，24 岁。主诉面色苍白、乏力、心悸半个多月，皮下出血 10 多天。患者于半个月前出现面色苍白、心悸、头晕、乏力，近 10 多天来发现双下肢出血点，偶有鼻出血、低热，在当地医院检查发现贫血和白细胞异常。经输血 400ml 无效入院进一步治疗。发病以来无咯血、无呕血、无黑便、无酱油样小便。患者过去体健。无放射、农药、化学试剂接触史，无过敏史。体格检查：体温 37.5℃，脉搏 98 次/分，血压 14/10kPa。轻度贫血貌，皮肤及巩膜无黄染，左颈和右腹股沟可触及淋巴结，约 5cm×1.0cm 大小，质中，无压痛。胸骨有压痛。心、肺无异常，腹软，肝肋下刚及，脾肋下 1.5cm。右侧睾丸肿大，质软，无明显压痛，阴囊透光试验阴性，神经系统检查无异常。化验检查：血象：Hb 80g/L，WBC 80×10^9/L，原始及幼稚细胞占 71%，RBC 2.1×10^{12}/ L，PLT 32×10^9/L，肝、肾功能正常。骨髓象：有核细胞增生明显活跃，粒系细胞占 92%，其中原始粒细胞 55%，早幼粒细胞 28%，可见 Auer 小体。幼红细胞偶见，全片见巨核细胞 2 个。POX 染色呈阳性反应。NAP 活性减低。请问：

（1）该病例可能的诊断是什么？

（2）对该患者应注意什么并发症？

3. 李某某，女性，25 岁。主诉：月经过多，皮肤反复紫癜 1 年余。血象检查：血红蛋白 100g/L，白细胞计数 6.5×10^9/L，血小板计数 33×10^9/L，临床疑诊慢性原发性血小板减少性紫癜，应做哪些特异性检验来协助确诊？实验所需材料、原理、方法及结果判断各是什么？

4. 陈某某，男性，36 岁。因乏力 1 个月余，并且左下腹摸到一肿块来院就诊。查体：轻度贫血貌，颈部浅表淋巴结轻度肿大，肝肋下 2.2cm，脾肋下 7.5cm。血象检查：Hb：95g/L，RBC：3.2×10^{12}/L，WBC：113×10^9/L，分类：幼稚细胞 56%，嗜酸粒细胞 8%，嗜碱粒细胞 5%，淋巴细胞 12%，中性分叶核粒细胞 19%，偶见有核红细胞；PLT：$230 \times 10^9/L$。骨髓检查：有核细胞增生极度活跃，原粒细胞 3.5%，早幼粒细胞 4.5%，中性中幼粒细胞 15.5%，中性晚幼粒细胞 19.0%，中性杆状核粒细胞 18.0%，中性分叶核粒细胞 8.0%，嗜酸粒细胞：8.5%，嗜碱粒细胞 6.5%，中幼红细胞 2.5%，晚幼红细胞 3.5%，淋巴细胞 10.5%。巨核细胞全片 135 只，以颗粒型、产血小板型为主，产血小板功能良好，涂片可见成堆血小板。

试问：

（1）粒/红比值为多少？

（2）根据上述提供的资料，该患者可能患何种血液病？说明理由。

（3）为进一步明确你的诊断，可建议做哪些项目检查，估计结果如何？

5. 王某某，男，23 岁。因劳动时手背砸伤 3 天，近 2 天高热来院就诊。体格检查：肝、脾、淋巴结未见肿大，余正常。血液化验：Hb：123g/L，PLT：$150 \times 10^9/L$，WBC：$34 \times 10^9/L$，白细胞分类：中性晚幼粒 6%，中性杆状核 10%，中性分叶核粒细胞 69%，淋巴细胞 14%，嗜酸粒细胞 1%，中性粒细胞内可见空泡、中毒颗粒等。骨髓象检查未见明显异常，尿液和粪便检查也正常。根据上述情况，请问：

（1）该患者初步诊断为何种疾病？为什么？

（2）为了证实你的诊断，需要进一步做哪些检验项目？

（黄斌伦　须　建　闫晓华）

内容提要

本书为全国医药职业教育检验类规划教材之一，为血液学检验实验指导。全书共十四章五十八个实验，包括正常血细胞形态学观察、血细胞化学染色、贫血骨髓象检查、红细胞膜与红细胞酶缺陷检验、珠蛋白异常检验、免疫性溶血性疾病检验、传染性单核细胞增多症检验、白血病骨髓象检验等。内容全面，操作性强，与临床结合密切，适用于医药高职高专教育师生选用。

图书在版编目（CIP）数据

血液学检验实验指导/黄斌伦主编．—北京：中国医药科技出版社，2009.8

全国医药职业教育检验类规划教材

ISBN 978-7-5067-4220-7

Ⅰ．血…　Ⅱ．黄…　Ⅲ．血液检查-实验-高等学校：技术学校-教学参考资料　Ⅳ．R446.11-33

中国版本图书馆 CIP 数据核字（2009）第 122120 号

美术编辑　陈君杞
版式设计　郭小平

出版　中国医药科技出版社
地址　北京市海淀区文慧园北路甲 22 号
邮编　100082
电话　发行：010-62227427　邮购：010-62236938
网址　www.cmstp.com
规格　787×1092mm 1/16
印张　10
彩插　8
字数　232 千字
版次　2009 年 8 月第 1 版
印次　2015 年 1 月第 3 次印刷
印刷　北京市密东印刷有限公司
经销　全国各地新华书店
书号　ISBN 978-7-5067-4220-7
定价　22.00 元

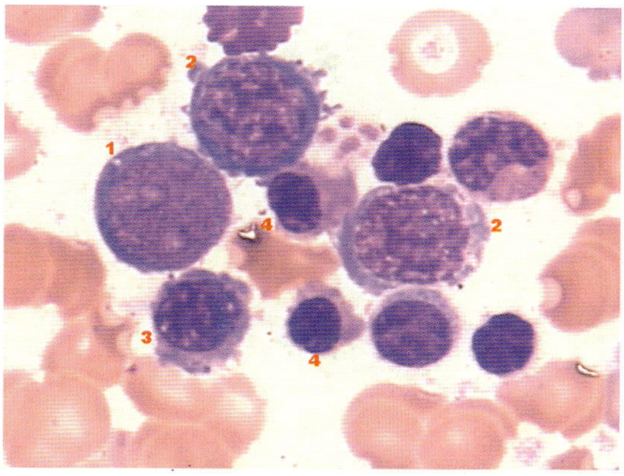

彩图 1－1　红系各阶段细胞形态
(1)原始红细胞　(2)早幼红细胞
(3)中幼红细胞　(4)晚幼红细胞

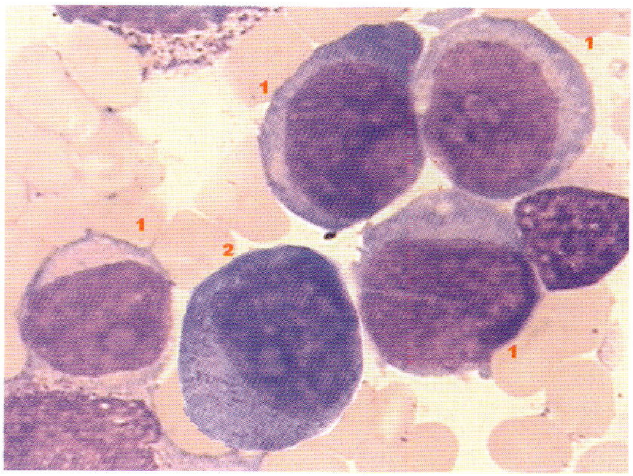

彩图 1－2　Ⅰ型原始粒细胞(1)
与Ⅱ型原始粒细胞(2)

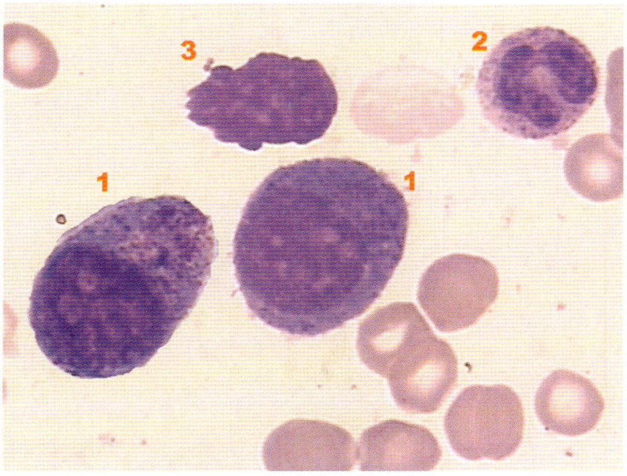

彩图 1－3　早幼粒细胞(1)、中性杆状核细胞(2)及 1 个裸核(3)

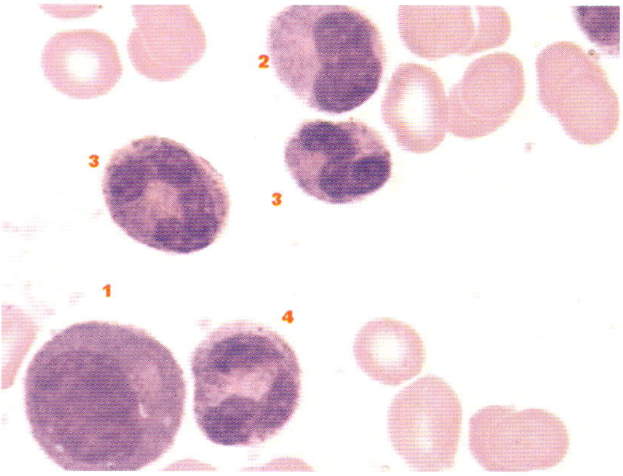

彩图 1－4　各阶段中性粒细胞
(1)中性中幼粒细胞　(2)中性晚幼粒细胞
(3)中性杆状核细胞　(4)中性分叶核细胞

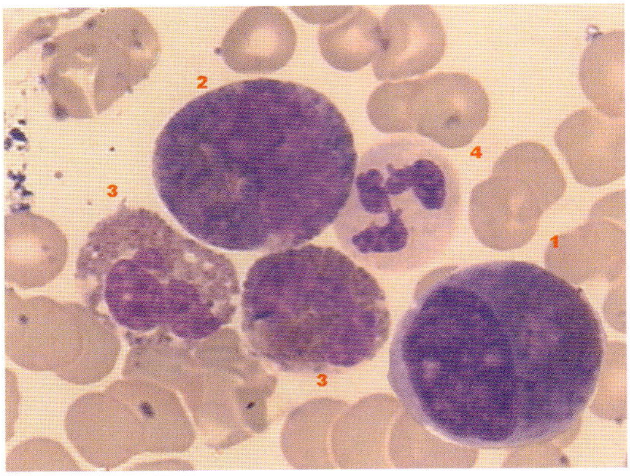

彩图 1－5　各阶段嗜酸粒细胞

(1)嗜酸性中幼粒细胞　(2)嗜酸性晚幼粒细胞
(3)嗜酸性分叶核粒细胞　(4)中性分叶核粒细胞

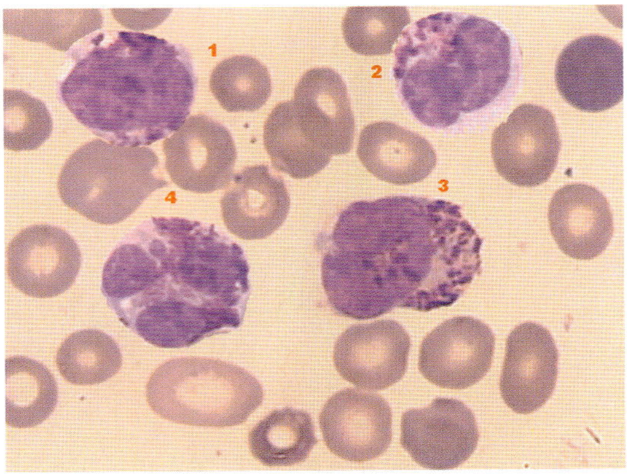

彩图 1－6　各阶段嗜碱粒细胞

(1)嗜碱性中幼粒细胞　(2)嗜碱性晚幼粒细胞
(3)嗜碱性杆状粒细胞　(4)嗜碱性分叶核粒细胞

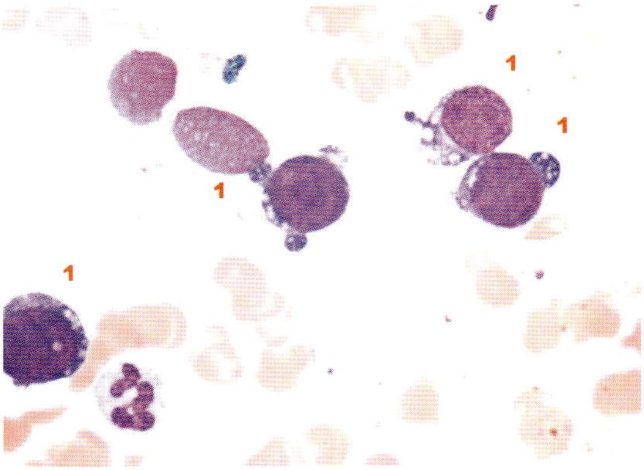

彩图 1－7　原始巨核细胞(1)

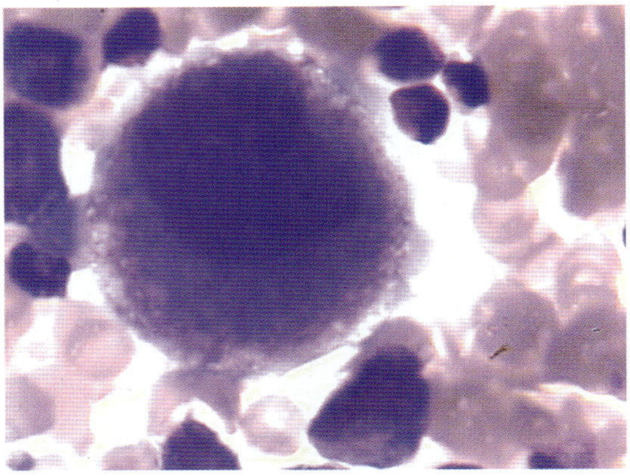

彩图 1－8　幼稚巨核细胞

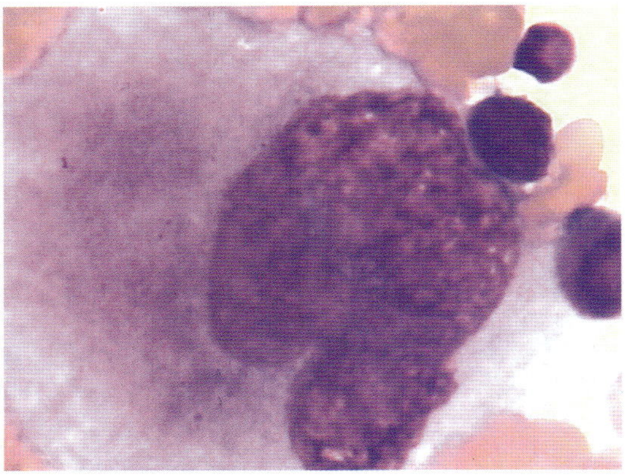

彩图 1－9　颗粒型巨核细胞

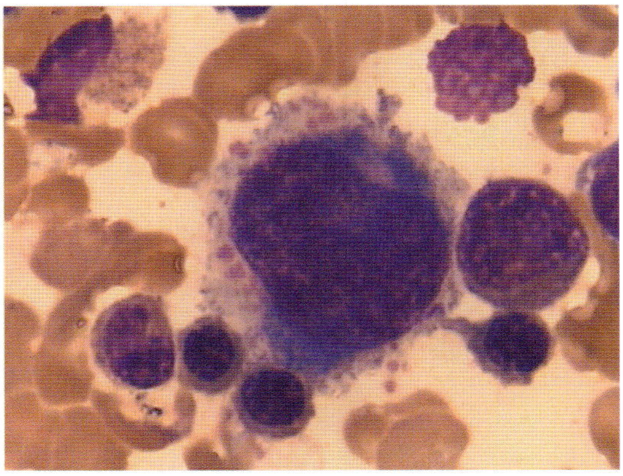

彩图 1－10　产血小板型巨核细胞

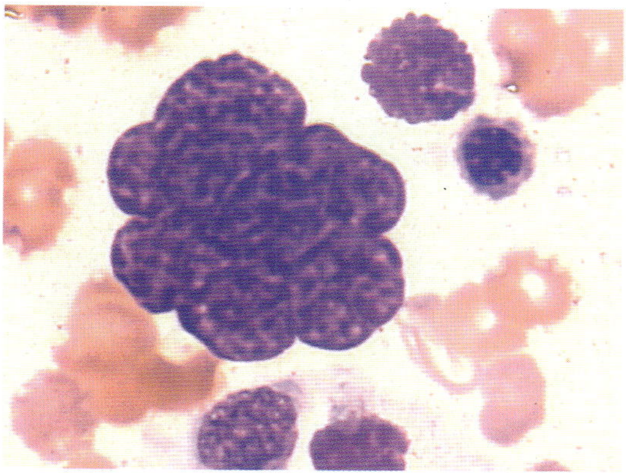

彩图 1－11　裸核型巨核细胞

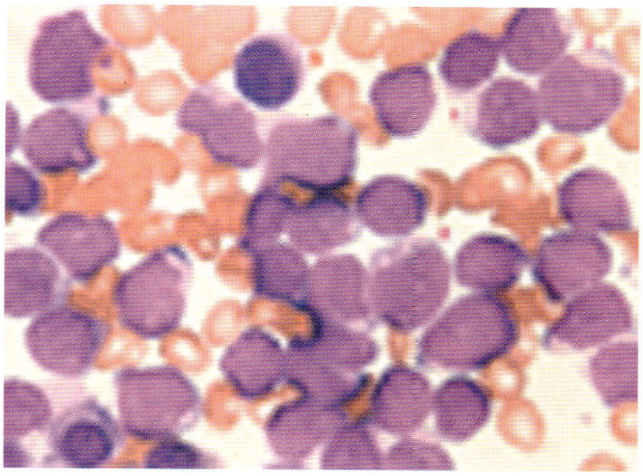

彩图 1－12　原始淋巴细胞(1)、幼稚淋巴细胞(2)及成熟淋巴细胞(3)

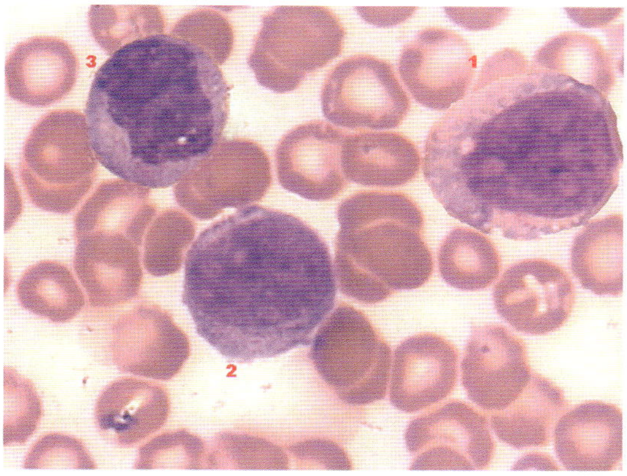

彩图 1－13　各阶段单核细胞
(1)原始单核细胞　(2)幼稚单核细胞　(3)单核细胞

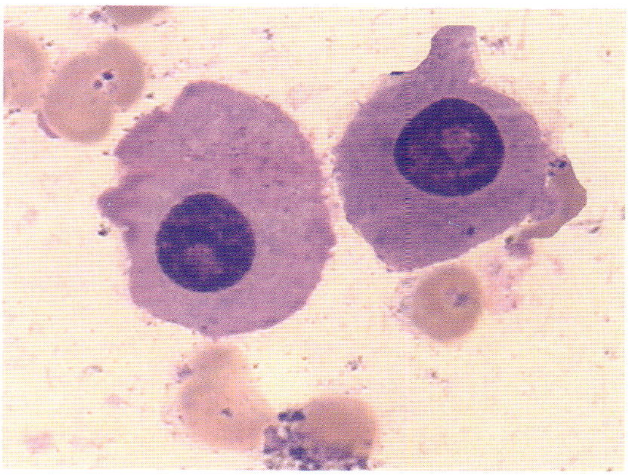

彩图 1－14　2 个原始浆细胞

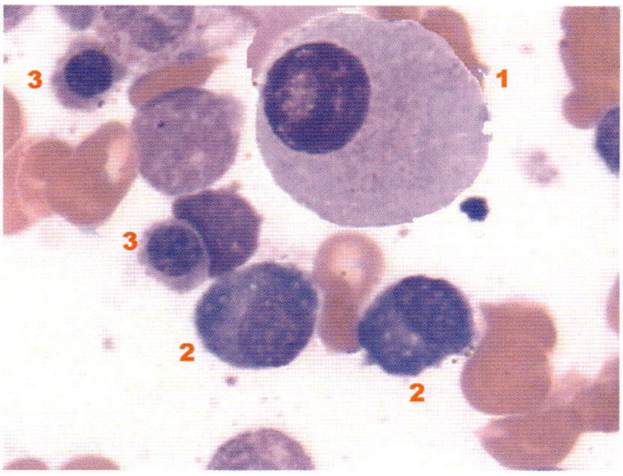

彩图 1－15 幼稚浆细胞(1)、浆细胞(2)及晚幼红细胞(3)

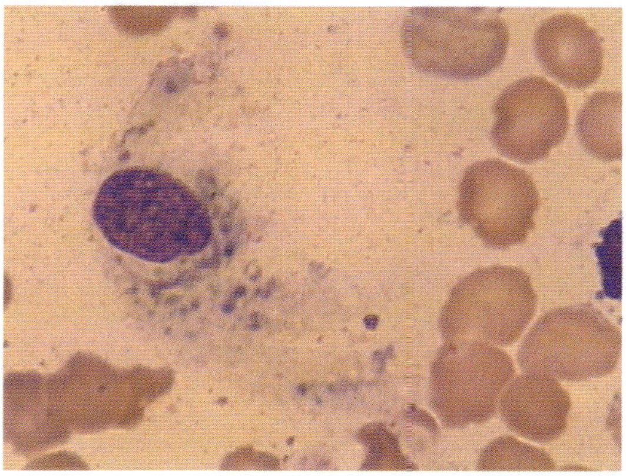

彩图 1－16　网状细胞(或称组织细胞)

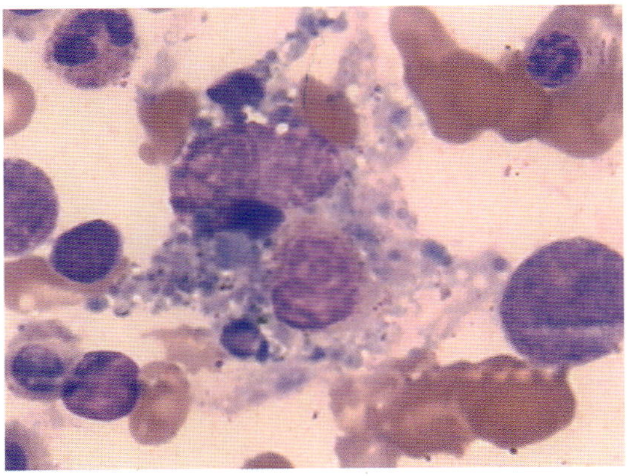

彩图 1－17　1 个吞噬细胞

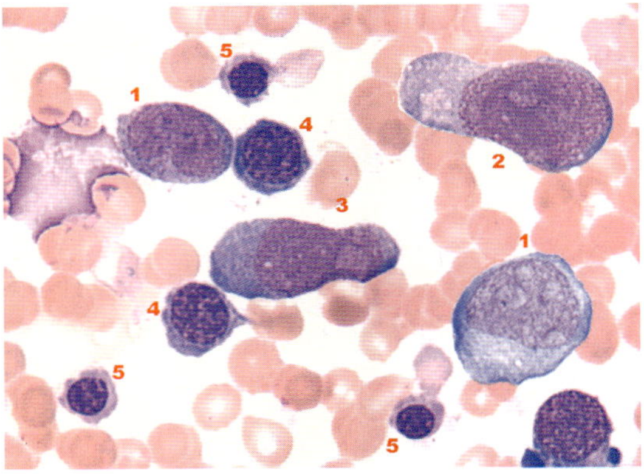

彩图 1－18　各种组织细胞

(1)单核细胞样组织细胞　(2)、(3)异常组织细胞

(4)中幼红细胞　(5)晚幼红细胞

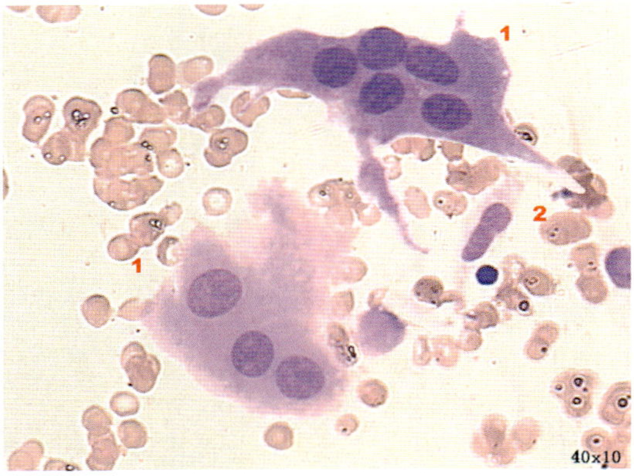

彩图 1－19　破骨细胞(1)与网状细胞(2)

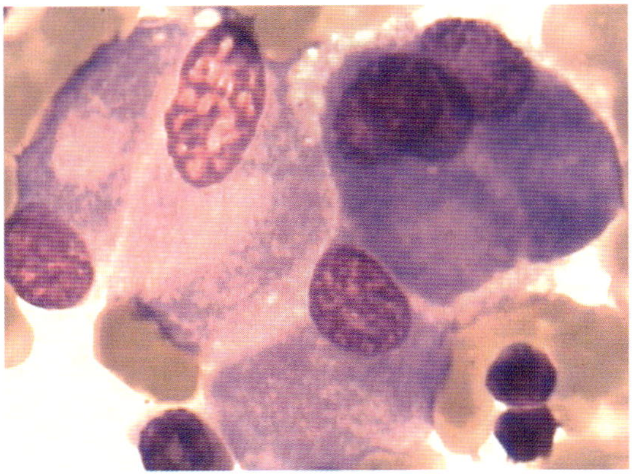

彩图 1－20　5 个成骨细胞

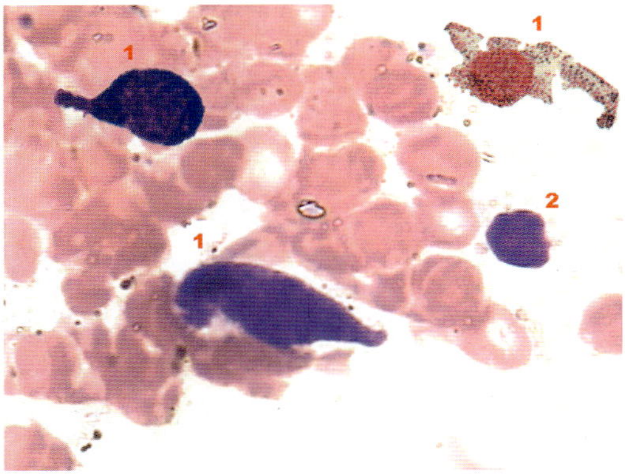

彩图 1－21　组织嗜碱细胞(1)与淋巴细胞(2)

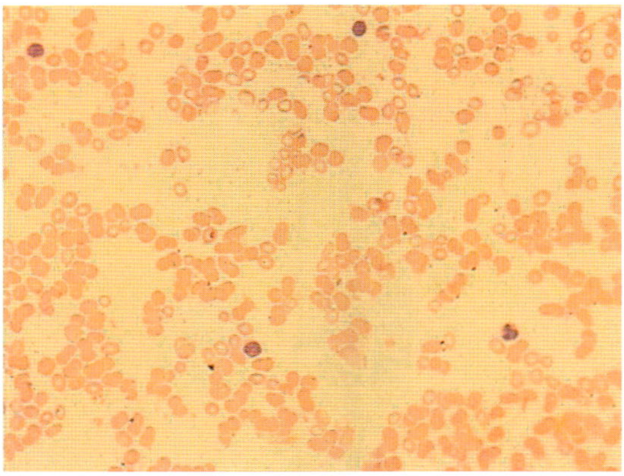

彩图 1－22　有核细胞增生极度降低

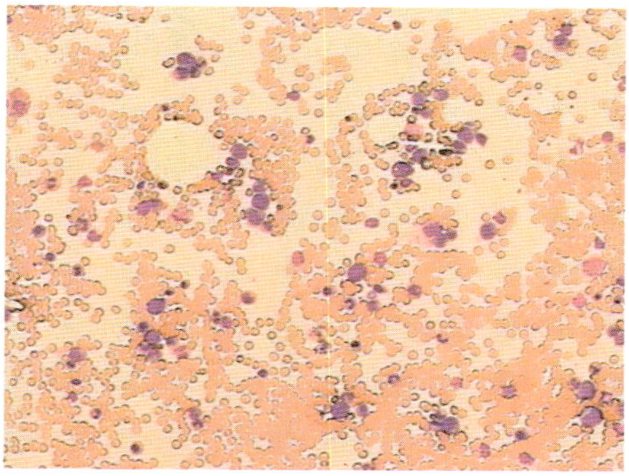

彩图 1－23　有核细胞增生降低

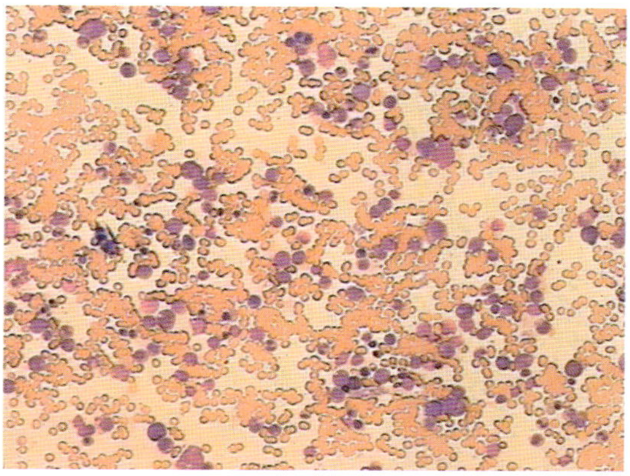

彩图 1－24　有核细胞增生活跃

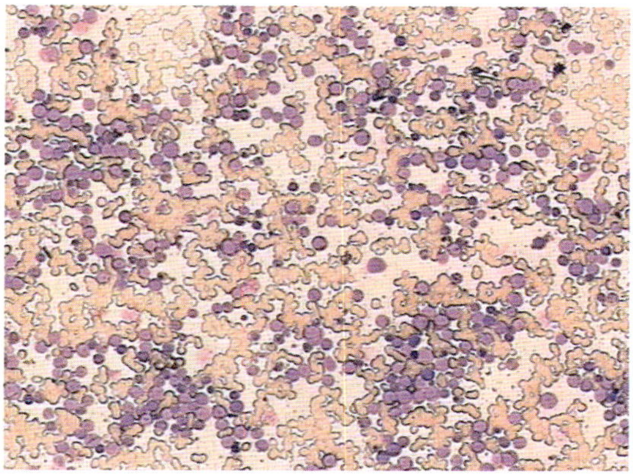

彩图 1－25　有核细胞增生明显活跃

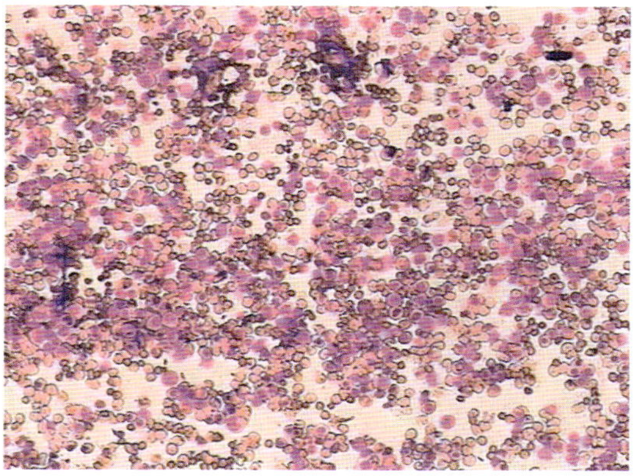

彩图 1－26　有核细胞增生极度活跃

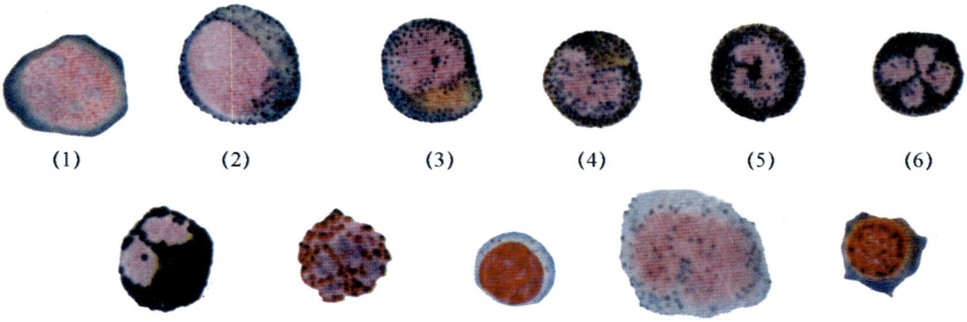

(1)　(2)　(3)　(4)　(5)　(6)

(7)　(8)　(9)　(10)　(11)

彩图 2－1　POX 染色结果

(1)原始粒细胞　(2)早幼粒细胞　(3)中性中幼粒细胞　(4)中性晚幼粒细胞　(5)中性杆核细胞　(6)中性分叶细胞　(7)嗜酸粒细胞　(8)嗜碱粒细胞　(9)淋巴细胞　(10)单核细胞　(11)幼红细胞

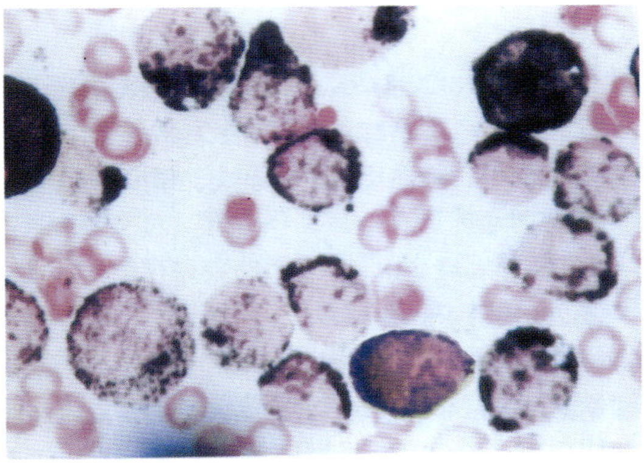

彩图 2－2a　粒细胞自从早幼粒细胞及以后阶段 SB 呈阳性反应

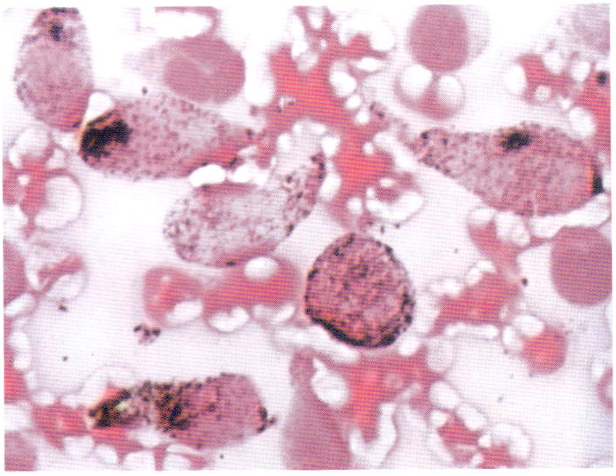

彩图 2－2b　原始单核细胞、幼稚单核细胞 SB 染色呈弱阳性反应

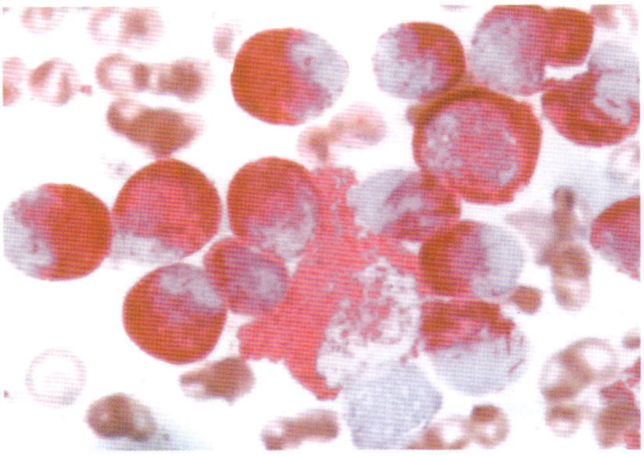

彩图 2－3　异常早幼粒细胞 NAS－DCE 染色呈强阳性反应

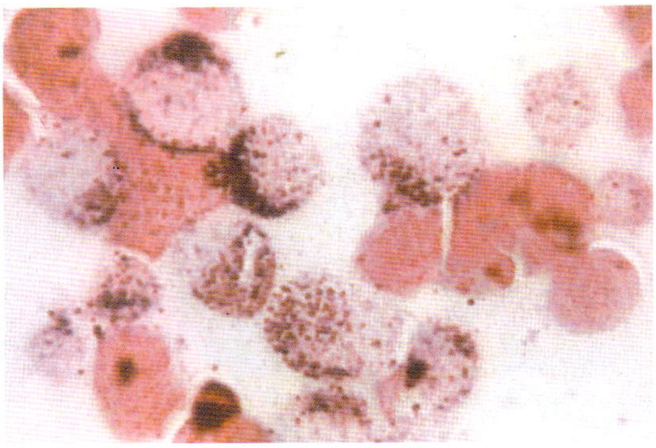

彩图 2－4　α－NBE 染色幼稚及成熟的单核细胞呈阳性反应

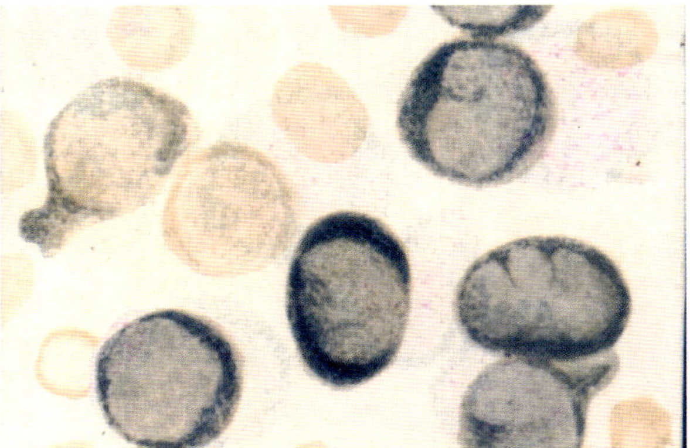

彩图 2－5　急性单核细胞白血病的 α－NAE 染色

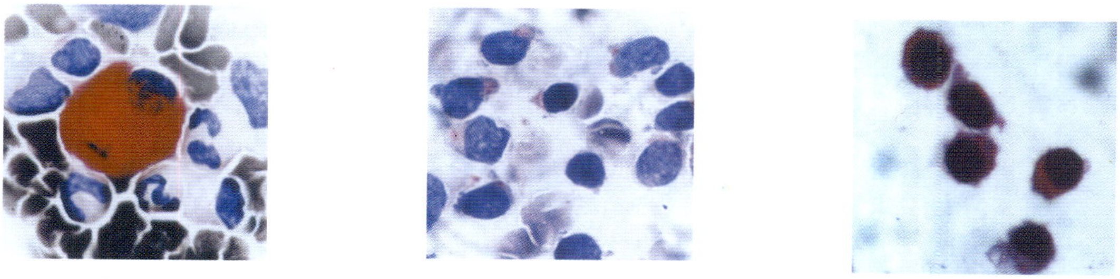

(1)　　(2)　　(3)

彩图 2－6　酸性磷酸酶(ACP)染色阳性反应

(1)毛细胞　(2)T 淋巴细胞　(3)戈谢细胞

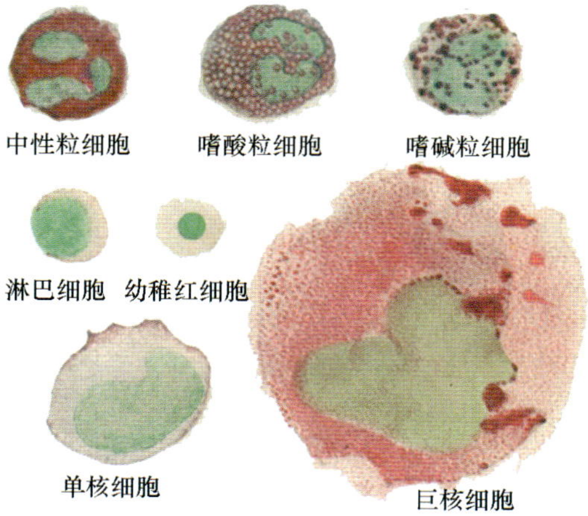

彩图 2－7　过碘酸－雪夫(PAS)染色

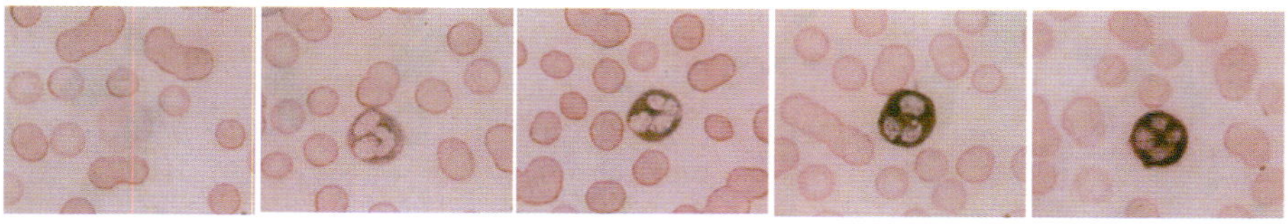

(-)　　(+)　　(++)　　(+++)　　(++++)

彩图 2－8　中性粒细胞碱性磷酸酶(NAP)染色

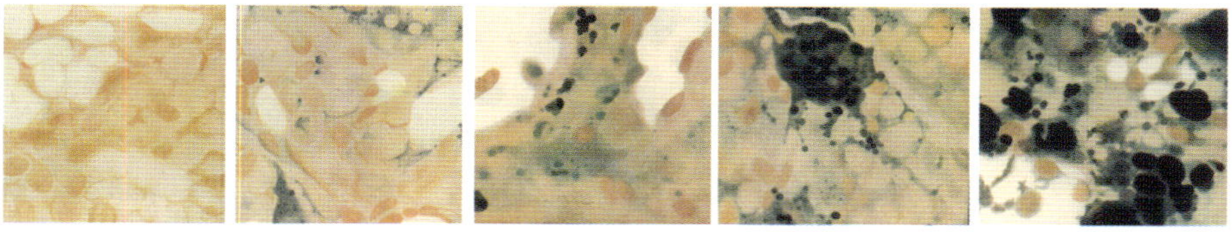

(-)　　(+)　　(++)　　(+++)　　(++++)

(1)骨髓细胞外铁(10×1000)

彩图 2－9　骨髓铁染色

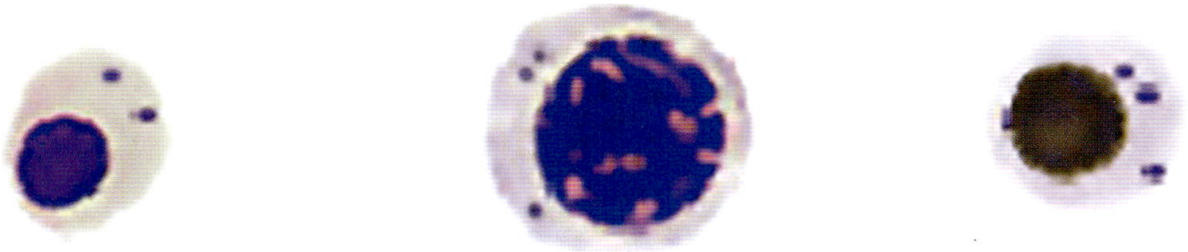

(2)铁粒幼红细胞

彩图2－9　骨髓铁染色

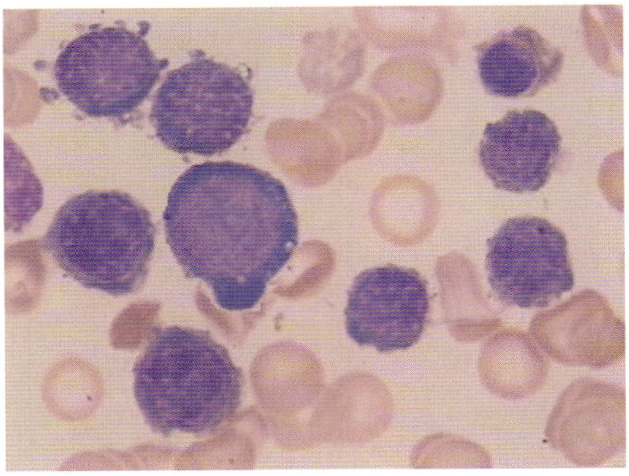

彩图3－1　缺铁性贫血骨髓象

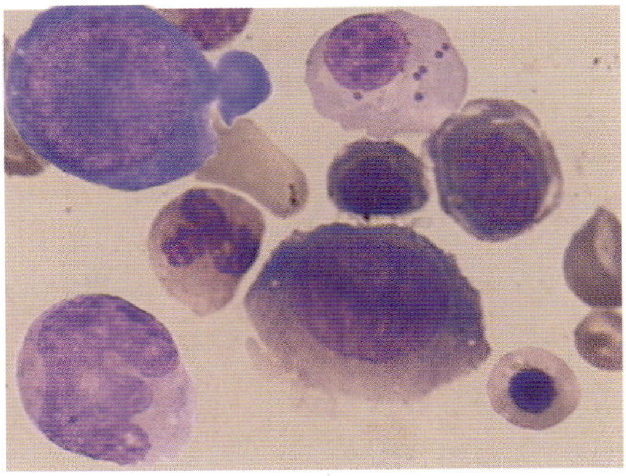

彩图3－2　巨幼细胞性贫血骨髓象

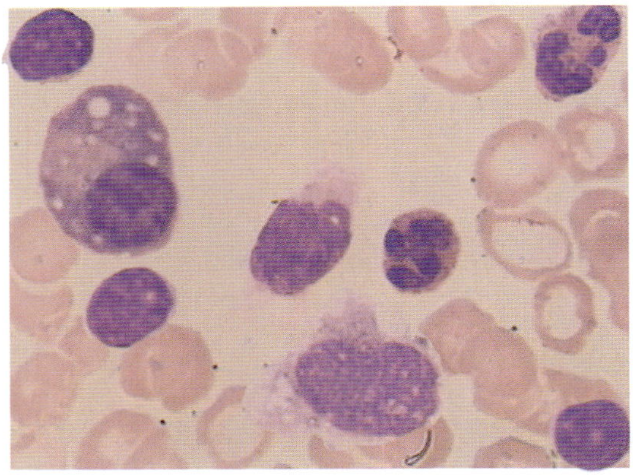

彩图3－3　再生障碍性贫血骨髓象

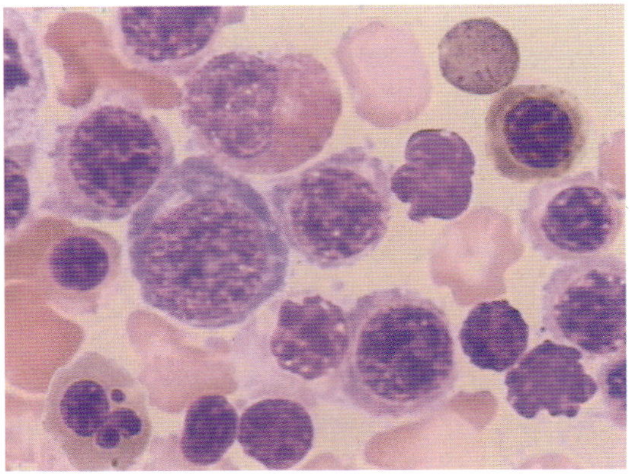

彩图3－4　溶血性贫血骨髓象

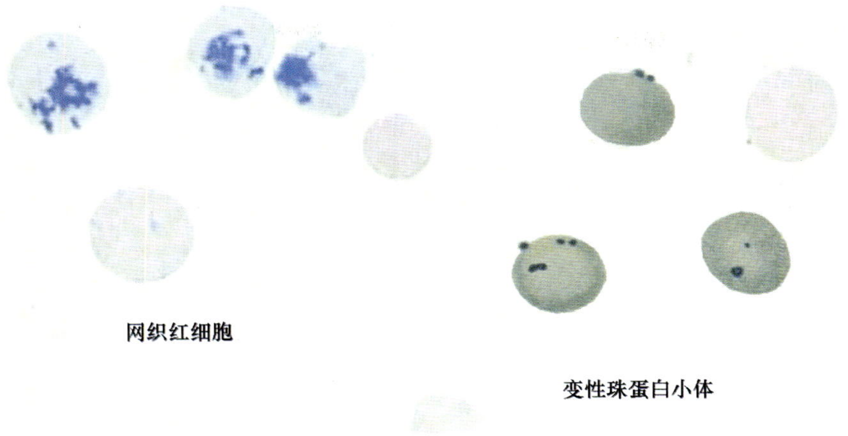

彩图 5－1　网织红细胞和变性珠蛋白小体

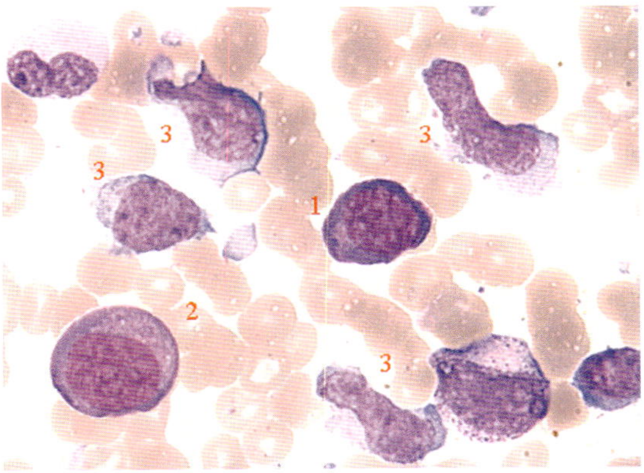

彩图 8－1　异形淋巴细胞

（1）浆细胞型　（2）幼稚型　（3）单核细胞型

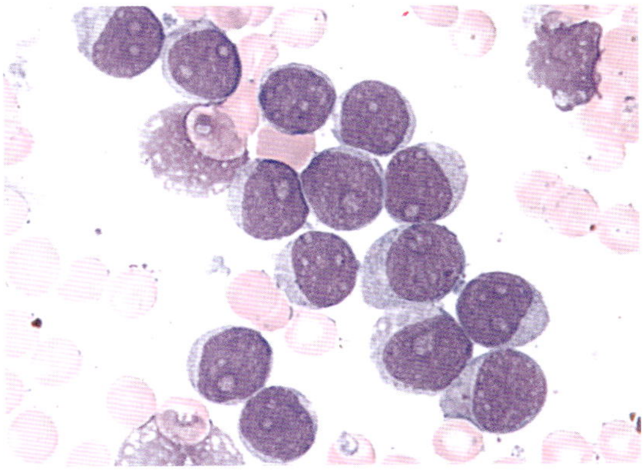

彩图 9－1　ANLL－M_1 型骨髓象

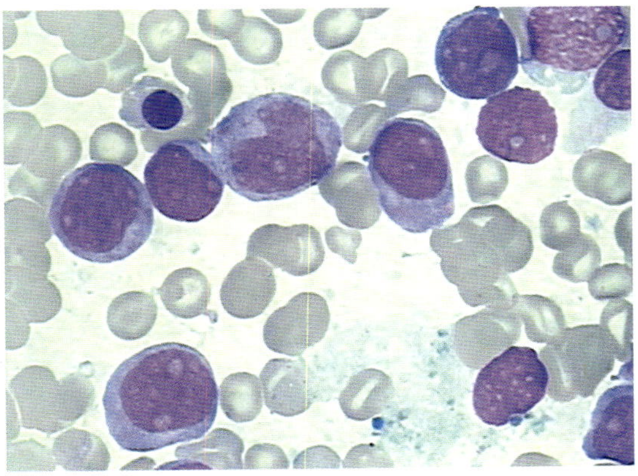

彩图 9－2　ANLL－M_{2a}型骨髓象

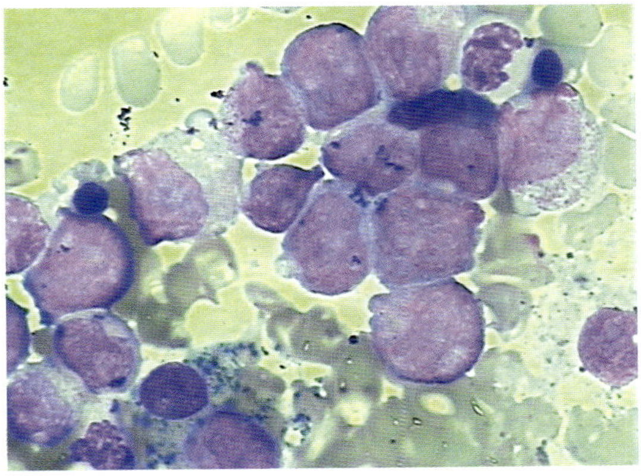

彩图 9－3　ANLL－M_{2b}型骨髓象

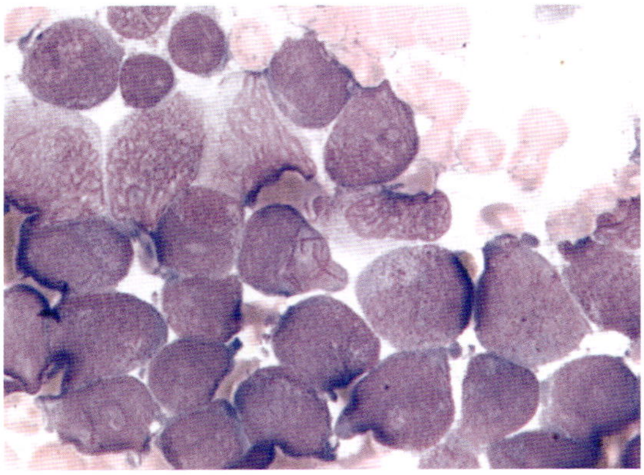

彩图 9－4　ANLL－M_{3a} 型骨髓象

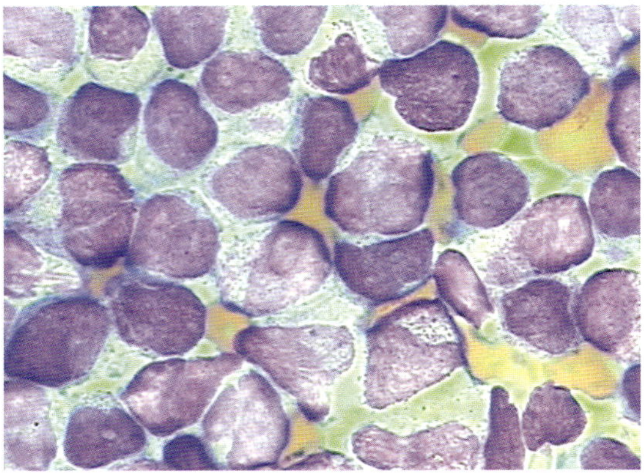

彩图 9－5　ANLL－M_{3b} 型骨髓象

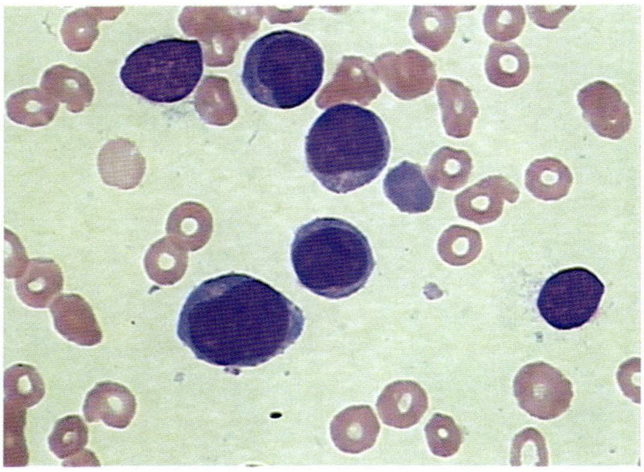

彩图 9－6　ANLL－M_{4a} 型骨髓象

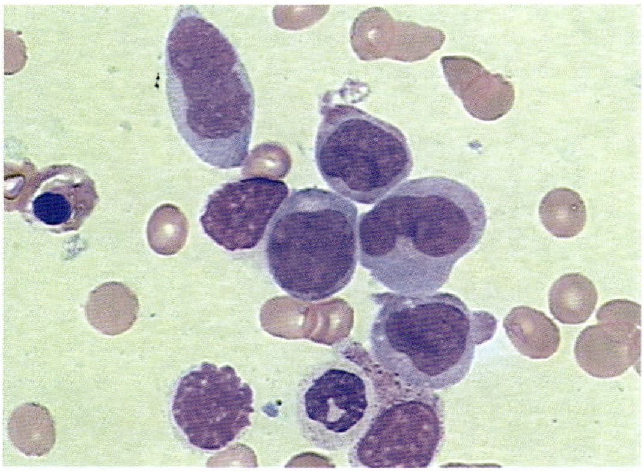

彩图 9－7　ANLL－M_{5b} 型骨髓象

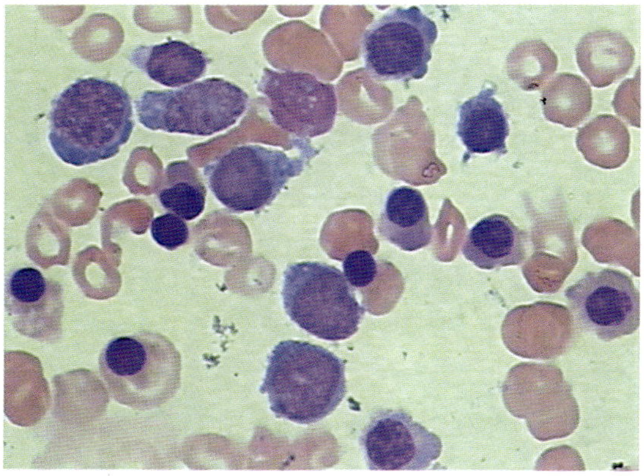

彩图 9－8　ANLL－M_6 型骨髓象

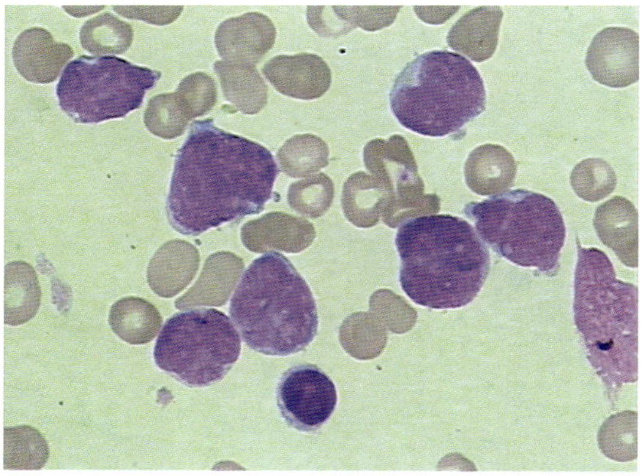

彩图 9－9　ALL－L_1 型骨髓象

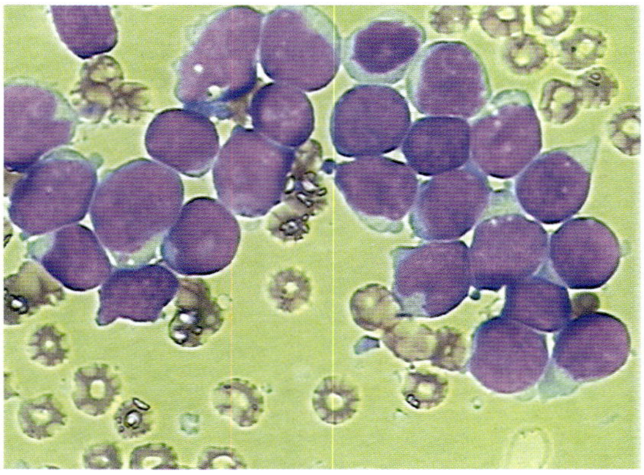

彩图 9－10　ALL－L_2 型骨髓象

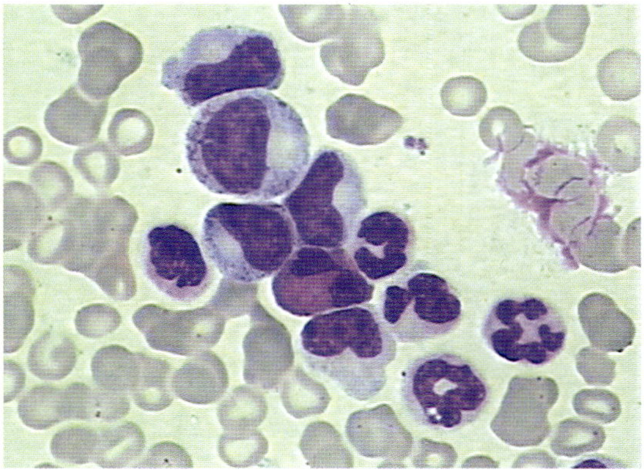

彩图 9－11　慢性粒细胞白血病骨髓象

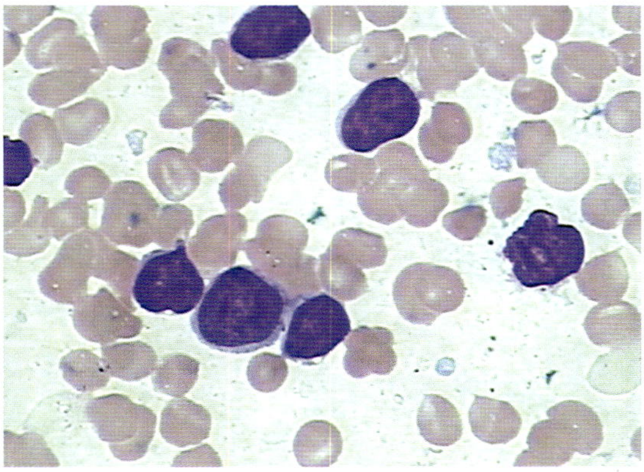

彩图 9－12　慢性淋巴细胞白血病骨髓象

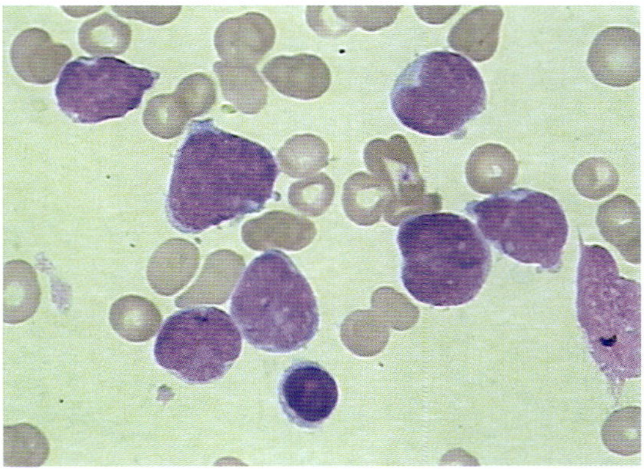

彩图 9－13　第九章思考题 1 骨髓象

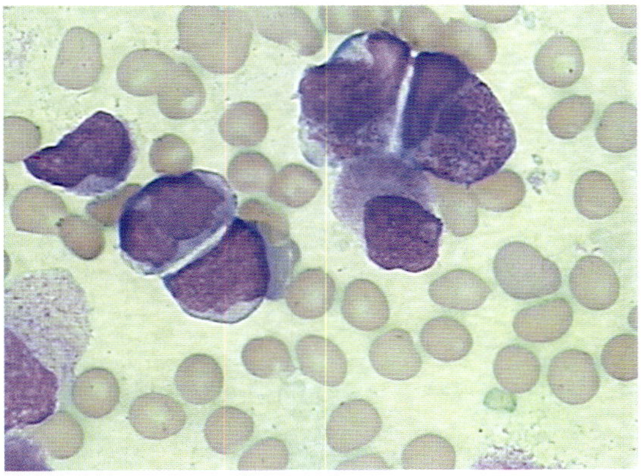

彩图 9－14　第九章思考题 2 骨髓象

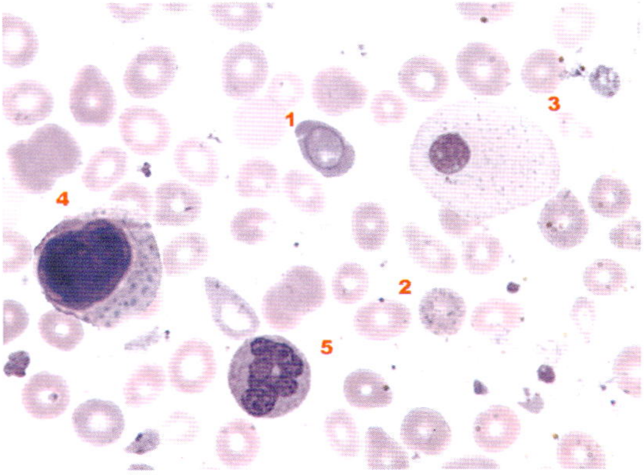

彩图 10－1　骨髓增生异常综合征骨髓象

(1) 卡－波环红细胞　(2) 嗜碱点彩红细胞

(3) 类巨晚幼红细胞

(4) 颗粒增粗的中性中幼粒细胞

(5) 分叶过多的中性粒细胞

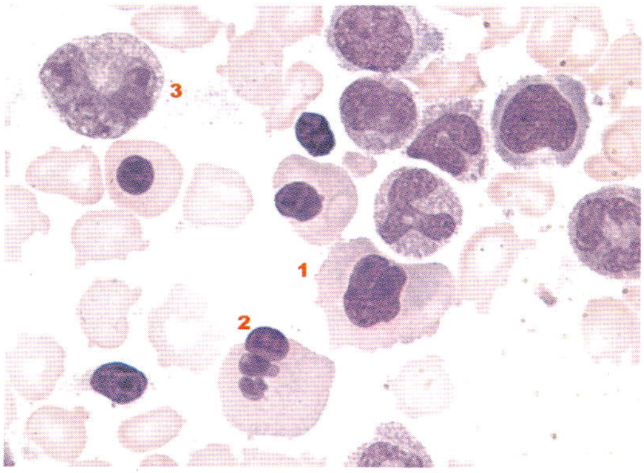

彩图 10－2　骨髓增生异常综合征骨髓象

(1)类巨晚幼红细胞　(2)三个核晚幼红细胞

(3)巨中性杆状核粒细胞

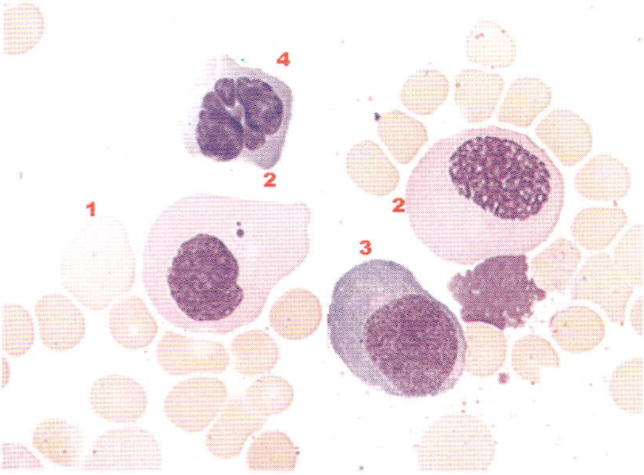

彩图 10－3　骨髓增生异常综合征骨髓象

(1)大红细胞

(2)类巨晚幼红细胞(其中含豪－乔小体)

(3)类巨早幼红细胞

(4)中幼红细胞(核分裂异常)

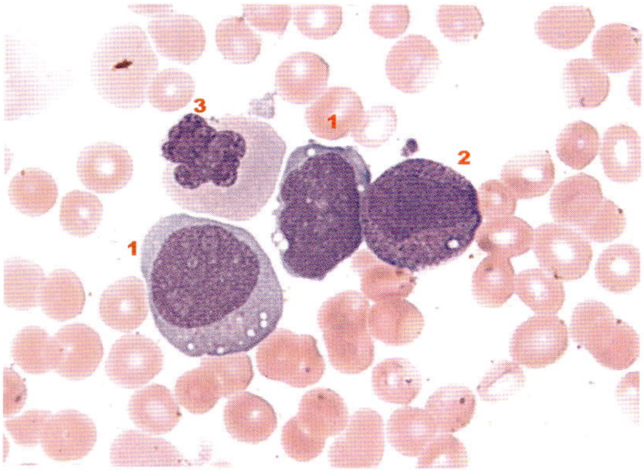

彩图 10－4　骨髓增生异常综合征骨髓象

(1)原始细胞　(2)颗粒增多的中性中幼粒细胞

(3)类巨晚幼红细胞(核分裂异常)

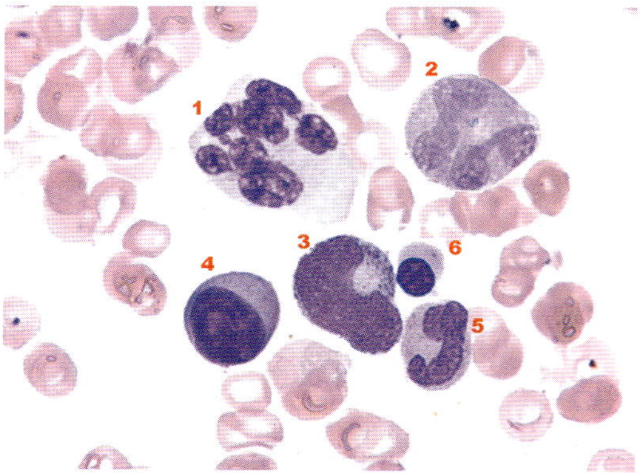

彩图 10－5　骨髓增生异常综合征骨髓象

(1)分叶过多的中性粒细胞

(2)双核中性杆状核细胞

(3)巨中性晚幼粒细胞　(4)中性中幼粒细胞

(5)中性杆状核细胞　(6)晚幼红细胞

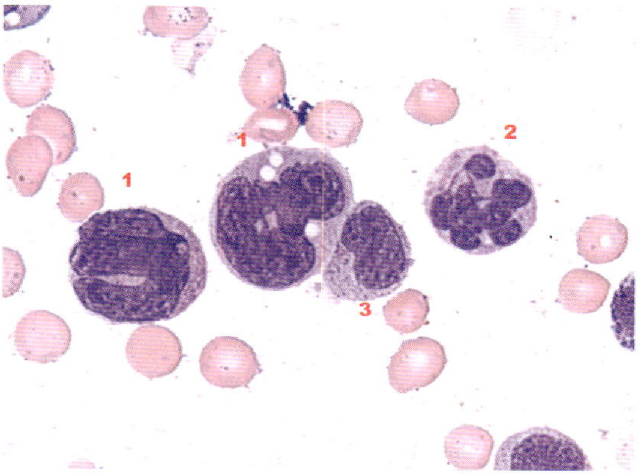

彩图 10－6　骨髓增生异常综合征骨髓象
(1)巨中性杆状核细胞　(2)分叶过多的中性粒细胞
(3)正常中性晚幼粒细胞

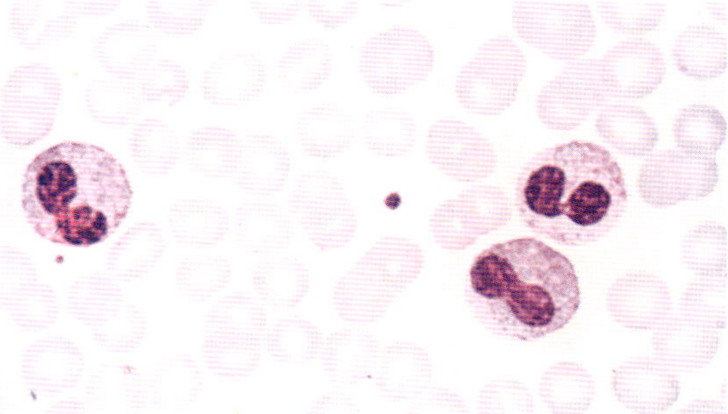

彩图 10－7　骨髓增生异常综合征骨髓象
假 Pelger－Hëut 畸形

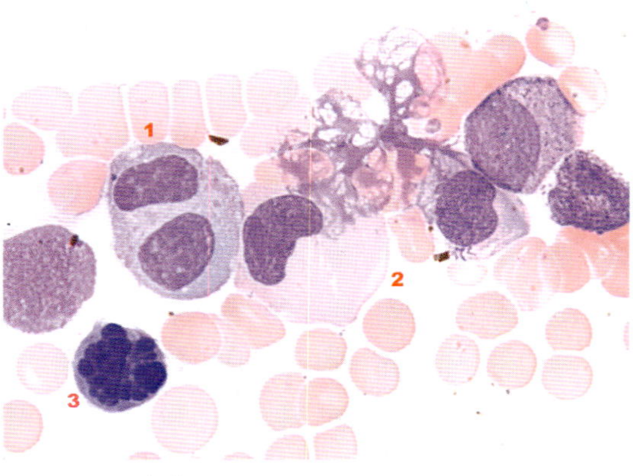

彩图 10－8　骨髓增生异常综合征骨髓象
(1)双核中性中幼粒细胞
(2)缺乏颗粒的中性晚幼粒细胞
(3)核分叶过多的中性粒细胞

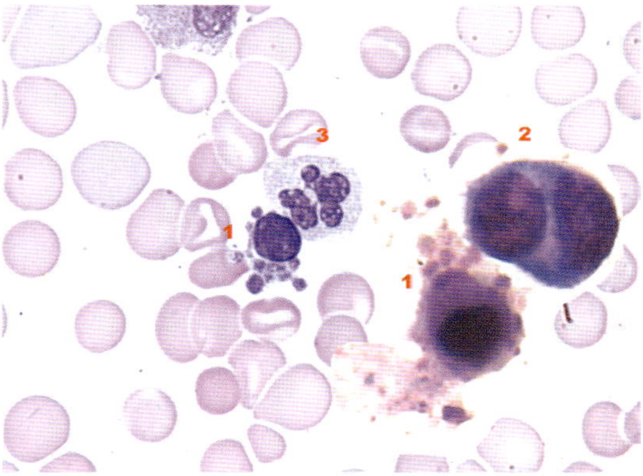

彩图 10－9　骨髓增生异常综合征骨髓象
(1)微小巨核细胞　(2)双核幼稚巨核细胞
(3)中性分叶核细胞

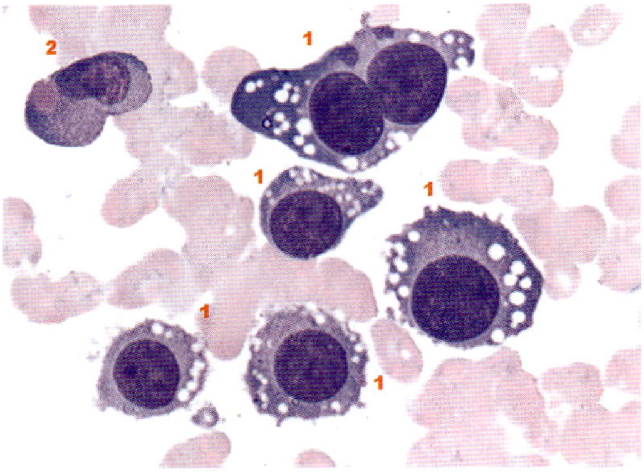

彩图 10－10　多发性骨髓瘤骨髓象

(1)骨髓瘤细胞(含大量空泡又称桑椹细胞)

(2)含 Russel 小体的骨髓瘤细胞

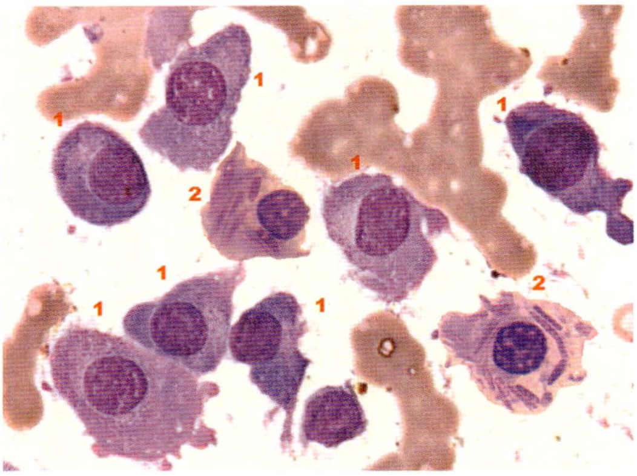

彩图 10－11　多发性骨髓瘤骨髓象

(1)骨髓瘤细胞　(2)含棒状小体结晶的骨髓瘤细胞

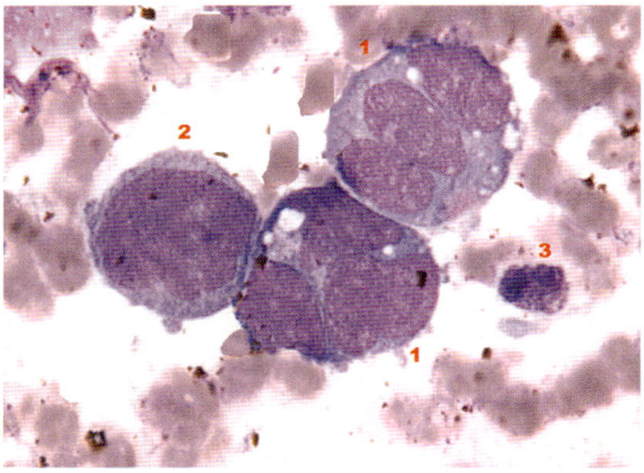

彩图 10－12　恶性组织细胞病骨髓象

(1)多核巨组织细胞　(2)异常组织细胞

(3)中性分叶核细胞

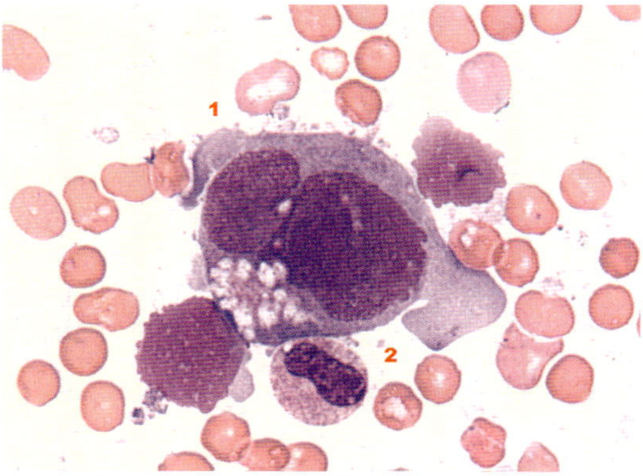

彩图 10－13　恶性组织细胞病骨髓象

(1)异常组织细胞　(2)中性杆状核粒细胞质

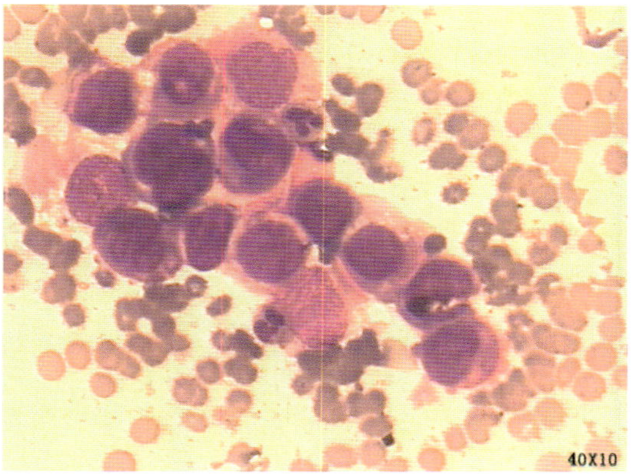

彩图 10－14　骨髓转移癌骨髓象
骨髓中一堆癌细胞（高倍镜 10×40）

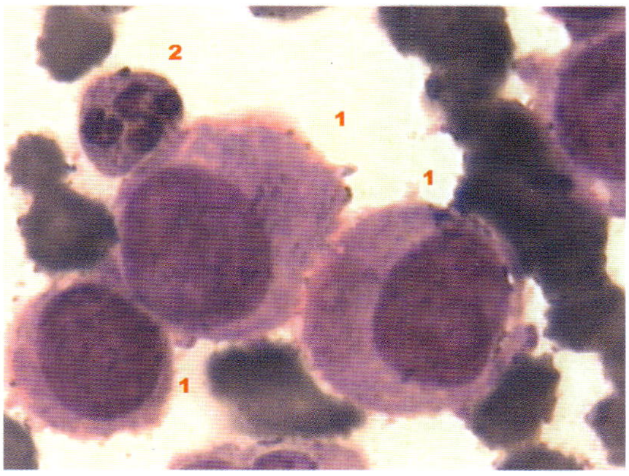

彩图 10－15　骨髓转移癌骨髓象
（1）癌细胞　（2）中性分叶核粒细胞

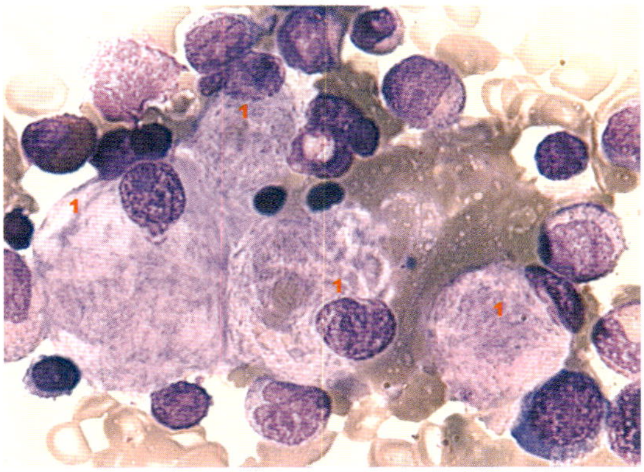

彩图 10－16　戈谢病骨髓象
（1）戈谢细胞

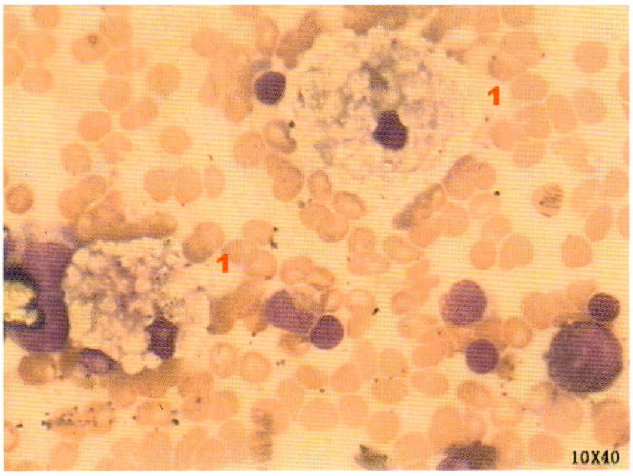

彩图 10－17　尼曼－匹克病骨髓象
（1）尼曼－匹克细胞（高倍镜 10×40）

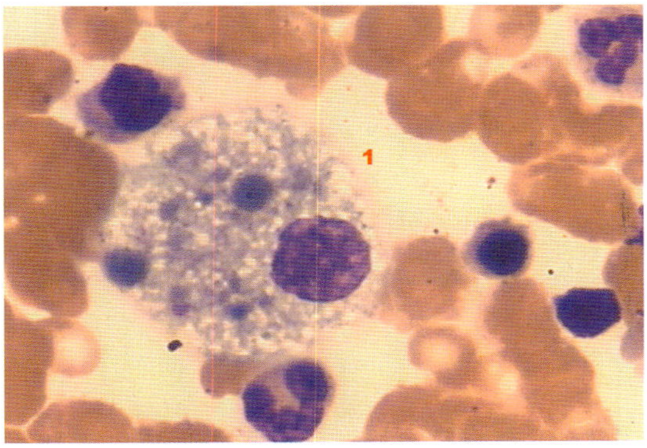

彩图 10－18　尼曼－匹克病骨髓象
（1）尼曼－匹克细胞

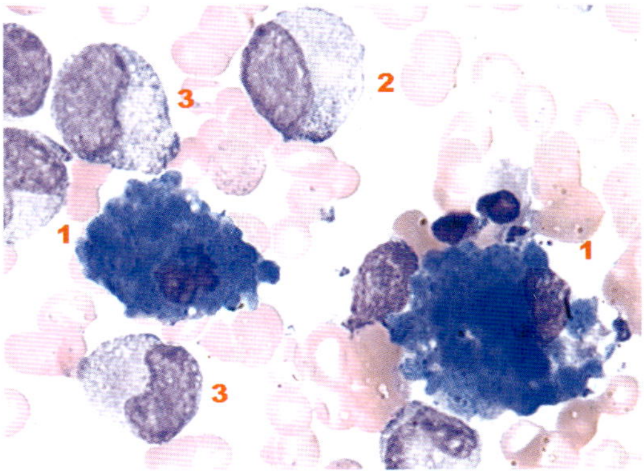

彩图 10－19　海蓝组织细胞增生症骨髓象
（1）海蓝组织细胞　（2）中性中幼粒细胞质
（3）中性晚幼粒细胞